Mon bébé bio

l'alimentation naturelle
de la maman
et du bébé

Le catalogue des ouvrages publiés par **terre vivante** est disponible sur simple demande à l'éditeur :
Domaine de Raud, 38710 Mens, tél. 04 76 34 80 80.

Mon bébé bio

l'alimentation naturelle de la maman et du bébé

Ralf Moll et Ute Schain-Emmerich

traduit de l'allemand par Claudine Bartelheimer
dessins de Catherine Ferrier

terre vivante

Ralf Moll et Ute Schain-Emmerich sont des nutritionnistes et travaillent comme conseillers en nutrition.

Ute Schain-Emmerich a souhaité faire partager aux lecteurs son expérience en matière d'alimentation saine des bébés, expérience acquise avec ses trois enfants et ses nombreux entretiens avec d'autres parents.

Ralf Moll dirige l'Institut de formation à la santé globale, dans lequel il propose notamment des semaines de santé pour les allergiques, un diagnostic en matière d'allergie pour les nourrissons, et des cures de jeûne.

Terre vivante vous fait partager vingt ans d'expériences de l'écologie pratique : jardinage biologique, alimentation et santé, habitat écologique, énergie.
À travers :
• l'édition de livres pratiques sur ces sujets ;
• la revue *Les Quatre Saisons du jardinage* ;
• un Centre de découverte de l'écologie pratique à visiter de mai à octobre, dans les Alpes, au pied du Vercors.
Pour plus d'informations : terre vivante, Domaine de Raud, 38710 Mens.
Tél. 04 76 34 80 80. Fax 04 76 34 84 02. Email terrevivante@wanadoo.fr
Site : www.terrevivante.org

Édition originale *Natürliche Nahrung für mein Baby*, Fit fürs Leben Verlag in der Natura Viva Verlags GmbH, Weil der Stadt, Allemagne, 1999.

© **terre vivante**, Mens, France, 2000, 2001, 2002, 2004
ISBN : 2-904082-87-5

Couverture et dessins de Catherine Ferrier
Conception, réalisation : Béatrice Gauge

Tous droits de traduction, de reproduction et d'adaptation strictement réservés pour tous pays.

Sommaire

Introduction 7

L'alimentation pendant la grossesse 9
   Comment se nourrir pendant la grossesse ? . . . 9
   Attention à l'excès d'acidité 13
   Le choix des aliments quotidiens 16
   Le lait n'est pas la solution 19
   La prise de poids pendant la grossesse 22

L'alimentation de 1er au 6e mois 27
   Le lait maternel, un merveilleux produit
   qui ne coûte pas un sou 27
   Allaiter : la condition d'une excellente
   santé pour l'enfant dès le départ 29
   Que doit manger la maman
   pendant l'allaitement ? 32
   Quelques recommandations importantes
   pour l'allaitement 34
   Les alternatives au lait maternel 36
   Les « laits » de soja, d'amandes et de riz 41

Les bouillies à partir du 6e mois 45
   Le bon moment pour introduire
   les aliments de complément 45
   Les règles d'or des aliments de complément . . 46
   La cuillère dans la bouche... et
   aussitôt ressortie 49
   La préparation des repas 51

Planning des menus pour la première année . 57
Recettes jusqu'au 10e mois 78
Recettes à partir du 10e mois 81

Laits infantiles et petits pots de l'industrie . . 87
L'alimentation au biberon
avec les laits infantiles 88
Que penser des légumes en petits pots ? 96
Que contiennent les aliments
pour nourrissons ? 99
Aliments divers pour enfants 105

**Allergies et infections des enfants :
les infections sont-elles utiles ?** 107

Pour en savoir plus 117

Introduction

Cet ouvrage fait le tour des différents modes d'alimentation du nourrisson et donne aux futurs parents de précieux conseils de diététique. Il se penche sur l'alimentation de la femme enceinte et de celle qui allaite, et sur l'importance de l'allaitement intégral ou mixte. Puis il étudie le régime alimentaire de l'enfant de la naissance à 1 an, des plats préparés à la maison aux petits pots du commerce.

Au cours de la grossesse et de l'allaitement, c'est la mère qui subvient aux besoins de l'enfant : tout ce qu'elle mange, le bébé en pleine croissance l'absorbe aussi. C'est avec le sevrage que commence la période la plus délicate de l'alimentation du nourrisson et que naissent les interrogations : combien de temps dois-je allaiter mon enfant ? À partir de quand puis-je lui proposer une alimentation diversifiée ? Que puis-je lui donner à manger ? Ce petit livre apporte des réponses à ces multiples questions. Notre principale préoccupation est la santé de la femme enceinte ou qui allaite, et bien entendu celle du nourrisson. Une alimentation équilibrée pendant et après la grossesse conditionne un bon développement physique et psychique de la mère et de l'enfant. Nous prendrons donc soin d'indiquer les avantages et les inconvénients de tous les modes d'alimentation : l'allaitement, le biberon, les petits pots et les bouillies maison.

L'introduction d'aliments diversifiés pendant la

Le fœtus se nourrit de ce que mange la mère.

période de sevrage ne coulant pas toujours de source, nous y avons consacré un chapitre à part. Les parents optant pour une alimentation préparée à la maison trouveront des recettes très variées, accompagnées de toutes les indications nécessaires à leur réalisation.

Pour finir, nous aimerions attirer l'attention de nos lectrices et lecteurs sur le fait qu'une alimentation saine protège de diverses maladies comme les allergies, les maladies infectieuses à répétition et le diabète. Or le nombre d'allergiques et de diabétiques est en continuelle augmentation, et plus en plus d'enfants souffrent de maladies chroniques.

Le bébé nouveau-né se constitue des réserves de nourriture.

Pour offrir au nouveau-né les meilleures chances de démarrage dans la vie, il est indispensable que la femme enceinte ait une nourriture équilibrée, qui permettra au bébé de faire des réserves en substances nutritives, et à son système immunitaire de remplir ses multiples fonctions.

Ce livre souhaite faire comprendre aux parents combien il est vital de nourrir sainement un nourrisson si l'on veut qu'il soit en bonne santé. Notre expérience pratique est celle d'une diététicienne, mère de trois enfants, et d'un spécialiste des thérapies alimentaires. Cette alliance entre la théorie et la pratique nous semble particulièrement fructueuse.

L'alimentation pendant la grossesse

Comment se nourrir pendant la grossesse ?

Pendant la grossesse, le fœtus se nourrit par l'intermédiaire du placenta. Cette période est cruciale pour la santé de l'enfant à naître, car les nombreuses substances traversant le placenta peuvent agir sur le fœtus et provoquer des maladies ou des problèmes d'allergie. Les protéines d'origine animale étant généralement les substances les moins bien supportées, il est préférable d'y renoncer si l'on présente un terrain sensible. Prenons l'exemple d'un bébé dont l'un des parents souffre d'une allergie : il est fortement conseillé à la maman de renoncer, pendant la grossesse et l'allaitement, aux aliments d'origine animale contenant les principaux allergènes : lait de vache, produits laitiers et œufs de poule. On préférera par ailleurs les volailles et le mouton à la viande de porc ou de veau, qui peut contenir – entre autres – des hormones et des antibiotiques.

Pas de protéines animales en cas de risque élevé d'allergie.

Le fœtus qui se développe dans le ventre de la mère partage son alimentation par le biais de la circulation sanguine. Il est donc très important, tant pour le bon développement du fœtus que pour le bien-être de la mère, que celle-ci ait une nourriture équilibrée, correspondant aux besoins de l'organisme.

De nombreuses femmes manquent déjà cruellement de nutriments essentiels avant la grossesse, ce qui peut être dû à la pilule contraceptive (qui conduit souvent à une carence en acide folique) ou à la pratique répétée de régimes (alimentation insuffisante ou trop peu diversifiée).

L'organisme de la femme enceinte a besoin d'un surplus d'énergie relativement peu élevé : environ 14 % (2 400 kcal au lieu de 2 100 kcal par jour). Mais les besoins en nutriments, eux, augmentent considérablement : de 100 % pour l'acide folique (vitamine B9), de près de 50 % pour le calcium, et d'environ 35 % pour le fer. Une carence en acide folique pendant la grossesse peut entraîner de graves complications dès la formation de l'embryon (fausse couche, malformations de la moelle épinière et du cerveau).

Pendant l'allaitement, les besoins en substances nutritives essentielles, comme les vitamines et les

Aliments végétaux riches en acide folique (vitamine B9)
- Soja ;
- Germe de blé ;
- Légumes et plus particulièrement choux, légumes-feuilles, poivrons rouges, tomates, épinards, betteraves rouges et concombres ;
- Pain et céréales complètes ;
- Pommes de terre.

L'acide folique est détruit à environ 50 % par la cuisson.

L'alimentation pendant la grossesse

minéraux, augmentent parallèlement aux besoins en énergie (jusqu'à 400 kcal de plus par jour que pendant la grossesse). En revanche, il faut, par rapport à la grossesse, diminuer les apports de protéines et de fer, et augmenter ceux d'iode et de vitamine A. La quantité de matières grasses absorbée doit, elle, augmenter d'environ 50% (de 70 g à environ 105 g) : on augmentera la consommation d'huiles végétales, qui fournissent les précieux acides gras insaturés.

Les besoins énergétiques augmentent pendant l'allaitement.

Pour que tous les besoins soient couverts pendant la grossesse, il est possible de prendre des compléments alimentaires organiques. Éviter le surdosage des vitamines liposolubles (vitamines A, D, E, K). Consultez les notices indiquant les doses journalières et, si les chiffres dépassent 100 % des besoins, ne prenez la préparation qu'un jour sur deux. Il est important de savoir qu'un surdosage prolongé peut entraîner des malformations du fœtus ou d'autres problèmes de santé. Il faut pour cette raison préférer la provitamine A (ou bêtacarotène) à la vitamine A.

Dans l'idéal, les besoins en nutriments essentiels devraient pouvoir être couverts par notre alimentation, à condition que les aliments proviennent tous de l'agriculture biologique et que l'on ne se nourrisse pratiquement que d'aliments complets. Mais rares sont les femmes ayant la possibilité de se nourrir ainsi. Quant aux aliments du commerce, ils contiennent moins de substances essentielles qu'il y a dix ans.

Nos aliments contiennent de moins en moins de nutriments essentiels.

Mon bébé bio

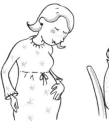

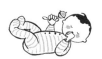

Besoins	Femmes de 19 à 50 ans	Femmes enceintes à partir du 4e mois	Femmes qui allaitent	Nourrissons de de 6 à 11 mois
Énergie kcal/jour	2 100	2 400	2 800	850
Protéines[1] g/jour (kcal)	45 (190)	75 (315)	65 (270)	20 (84)
Matières grasses[2] kcal/par jour	max. 630	max. 840	max. 980	380
Glucides kcal/jour	1 280	1 245	1 550	386
Eau[3] litres/jour	1,2 - 2,7	1,4 - 3,2	1,4 - 3,0	1,4
Magnésium mg/jour	300	400	450	40[4]
Fer mg/jour	18	25	22	8
Vitamine B1 (thiamine) mg/jour	1,2	1,5	1,7	0,5
Acide folique µg/jour	160	320	240	40

1. Les besoins en protéines dépendent du poids et se calculent sur la base de 0,8 g de protéines par kilo de poids; les nourrissons ont des besoins plus élevés : 2 à 2,3 g par kilo.
2. Habituellement, la consommation journalière de matières grasses doit se situer autour de 25 % à 30 % des apports caloriques. Pour les femmes enceintes ou qui allaitent, on peut aller jusqu'à 35 %, et pour le nourrisson jusqu'à 45 % voire 50 %, pour redescendre progressivement au cours de la croissance.
3. 20 ml à 45 ml par kilo pour un adulte en comptant l'eau contenue dans les aliments ; et pour les nourrissons 130 ml à 180 ml par kilo les premiers mois, puis 120 ml à 145 ml. Si un adulte de 65 kilos avait les mêmes besoins que le nourrisson, il lui faudrait boire 8 à 9,5 litres de liquide par jour !
4. Valable pour les nourrissons allaités. Ceux qui sont nourris au lait en poudre ont des besoins plus élevés.

L'alimentation pendant la grossesse

À côté des nutriments essentiels bien connus des scientifiques, il existe d'autres substances indispensables à notre organisme. Nous aimerions évoquer rapidement les substances végétales dites « secondaires » ou bioactives (polyphénols et autres), encore assez mal connues, mais dont on connaît les propriétés préventives contre le cancer ; ou l'énergie lumineuse (ces petites particules appelées biophotons) qui émane des aliments, et qui nous fournit en quelque sorte une « lumière intérieure ». Elle est vitale pour nos cellules, qui ne remplissent bien leurs fonctions que si elles en reçoivent suffisamment. Or, il est prouvé que les aliments d'origine biologique fournissent une énergie lumineuse de meilleure qualité et en quantité plus importante*.

Attention à l'excès d'acidité

Que ce soit pendant ou en dehors de la grossesse, notre alimentation quotidienne doit *toujours* être essentiellement basique, environ 80 % des aliments devant, lors du métabolisme, donner naissance à des composés basiques. Parallèlement, l'assimilation produit des acides, utiles à condition que soit respecté l'équilibre acido-basique, l'objectif étant que le pH du sang, légèrement basique, se maintienne entre 7,3 et 7,4.

Si les acides ne peuvent plus être neutralisés faute de minéraux, le corps devient trop acide.

L'alimentation doit être principalement basique.

---

* NdE. La mesure de émissions de photons est une technique de mesure de la qualité biologique des aliments développée en Allemagne par le professeur Popp.

Les premiers signes visibles d'une hyperacidité des tissus peuvent être la chute des cheveux (avant et pendant la grossesse), des ongles cassants (surtout pendant la grossesse et l'allaitement), de l'eczéma★ (en particulier chez les enfants) et de la constipation (malgré une absorption de fibres et de liquide suffisante).

Si la femme enceinte ou qui allaite n'absorbe pas suffisamment d'éléments minéraux, l'acidité est trop grande. Ses réserves sont alors entamées (cheveux, ongles, dents, os) pour pouvoir fournir assez d'éléments minéraux au fœtus puis au nourrisson. Il peut s'ensuivre une chute de cheveux, des problèmes dentaires pouvant aller jusqu'au déchaussement des dents, et plus tard de l'ostéoporose. C'est en cela que les compléments alimentaires peuvent jouer un rôle important en apportant des substances essentielles.

Le nourrisson et le jeune enfant réagissent à une acidité excessive par des inflammations : réactions cutanées fréquentes (eczéma), toux avec glaires, otites et inflammation des amygdales, infections à répétition, allergies, etc.

Boire suffisamment et faire de l'exercice pour mieux éliminer les déchets du métabolisme.

Les aliments riches en protéines ont un effet acidifiant. C'est le cas des principaux aliments d'origine animale comme la viande, le poisson, le lait et les produits laitiers, ainsi que des sucres isolés, du café et de l'alcool.

★ NdE. Il s'agit le plus souvent de dermatite atopique, une forme d'eczéma bénigne mais sujette à récidives.

L'alimentation pendant la grossesse

Les aliments relativement pauvres en protéines, et riches en éléments minéraux et oligoéléments ont, à l'inverse, un effet alcalinisant. Ce sont par exemple les salades vertes, les légumes et les fruits, les céréales complètes, les pommes de terre, les jus de fruits fraîchement pressés.

Pour maintenir l'équilibre acido-basique, il convient à la fois d'absorber une quantité importante de liquide pour faire travailler les reins, et de faire de l'exercice. Pour éviter que son enfant n'ait des allergies, des infections et des inflammations diverses, la femme enceinte doit donc avoir une alimentation principalement basique, allaiter longtemps, et veiller ensuite à ce que l'enfant ait lui aussi une alimentation végétale principalement basique.

Une flore intestinale saine avec le Brottrunk*

Le Brottrunk est une boisson riche en ferments lactiques provenant de la fermentation d'un pain complet spécialement boulangé. Il contient non seulement des enzymes importantes, mais aussi des bactéries essentielles capables de régénérer et d'améliorer considérablement la flore intestinale. Or, l'intestin et la flore intestinale jouent un rôle fondamental en matière de santé. Un système intestinal intact et fonctionnant bien, avec des bactéries lactiques saines, renforce tout l'organisme et

Un milieu intestinal sain protège des protéines étrangères.

---

* NdE. On trouve le Brottrunk dans certains magasins de produits naturels. C'est un équivalent moderne du kvass russe traditionnel. On peut le remplacer par du jus de légumes lactofermentés.

constitue une bonne protection contre les protéines étrangères à l'organisme. L'état de la peau reflète celui des intestins et le Brottrunk joue un remarquable rôle prophylactique et curatif dans les cas d'eczémas allergiques.

Notre longue expérience concernant cette boisson nous confirme son efficacité pour remettre l'intestin sur pied et le renforcer.

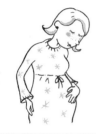 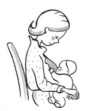 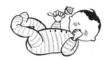

Grossesse*	Allaitement*	Nourrisson de plus de 6 mois*
Jusqu'à 1/2 bouteille par jour, éventuellement coupé d'un peu d'eau.	1 verre par jour, éventuellement coupé d'eau.	1 cuillère à soupe par jour, en complément. On peut augmenter la dose petit à petit.

Le choix des aliments quotidiens

Pour être en bonne santé, il est indispensable d'avoir une alimentation de qualité. D'autant plus lorsqu'on est enceinte ! Un régime alimentaire équilibré, à base de denrées saines, est primordial pour la santé de la mère et de l'enfant. Les aliments

---

★ NdE. On peut remplacer ou compléter ce type de boisson par du Bio-ferment® ou du Transit HL®, produits à base de céréales germées et lactofermentées (1 c. à café par jour ajoutée aux aliments), en vente dans les magasins de produits naturels.

L'alimentation pendant la grossesse

doivent, dans la mesure du possible, provenir de l'agriculture biologique, et être le plus près possible de leur état naturel. Sachant que la transformation des aliments s'accompagne d'une perte en nutriments essentiels, il faut renoncer aux conserves et aux plats tout préparés et ne pas abuser des aliments cuits longuement. En cuisant, les pommes de terre, par exemple, peuvent perdre de 10% à 35% de leur vitamine C, les brocolis 30% de leur vitamine B1 et le chou-rave 40% de son acide folique.

Comme les aliments crus sont souvent difficiles à digérer, et que c'est dans la journée que notre énergie digestive est la plus importante, il est préférable de ne pas consommer les légumes crus le soir.

Aliments recommandés

Ce sont principalement des végétaux : céréales, légumes, fruits :
- Céréales non raffinées : pain, pâtes, riz, etc., céréales fermentées, mais pas de céréales crues ;
- Crudités, légumes cuits brièvement ;
- Pommes de terre ;
- Fruits secs oléagineux et graines oléagineuses (une poignée par jour) ;
- Sel marin aux aromates ou iodé.

Notamment à midi
- Tous les jours des salades ou légumes frais en salade, des légumes à l'étouffée ou une soupe de légumes.

Notamment le soir
- Soupe de légumes (trois fois par semaine).

Entre les repas
- Fruits frais de la région ; pendant l'allaitement, réduire la consommation de fruits car ils peuvent provoquer un érythème fessier.

Mon bébé bio

✚ Boissons

▸ Eau minérale plate ou eau de source ;
▸ Jus de fruits et de légumes fraîchement pressés (1/3 de jus pour 2/3 d'eau) ;
▸ Infusion aux herbes ou aux fruits ;
▸ Laits de chèvre ou de brebis.

━ Aliments déconseillés

Ce sont essentiellement les produits animaux en quantités importantes (notamment viande de porc, charcuterie, veau et bœuf) :
▸ Charcuterie, viandes grasses (qui contiennent trop de matières grasses, sources de toxines), abats (beaucoup de toxines), viande crue (risque de toxoplasmose) ;
▸ Lait de vache et dérivés, si le terrain est allergique (c'est-à-dire si l'un des deux parents au moins souffre d'allergie) ;
▸ Aliments tout préparés ;
▸ Conserves ;
▸ Sucre, sucreries, boissons sucrées en quantité importante.

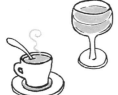

━ Boissons

▸ Diminuer le café et le thé (une à deux tasses par jour), préférer le thé vert et les infusions ;
▸ Les jus de fruits et les boissons gazeuses sucrées sont très caloriques, contiennent trop de sucre ou d'édulcorants, et ne fournissent aucune substance intéressante. Pendant la grossesse, le seuil de tolérance au sucre est très bas, c'est pourquoi bon nombre de femmes enceintes souffrent de diabète. Éviter de consommer trop de sucre ;

L'alimentation pendant la grossesse

> ▸ Attention à l'alcool. Il se répand dans tout le corps et empoisonne les cellules. Une consommation régulière peut entraîner chez l'enfant des handicaps physiques ou psychiques.

Le lait n'est pas la solution

Dans la plupart des cas, le lait de vache ne convient pas à l'être humain, et encore moins au nourrisson. Il contient plusieurs substances fort mal supportées par le nouveau-né et le jeune enfant, et sa consommation peut avoir de lourdes conséquences. Il comprend par exemple 18 à 25 sortes de substances protéiques différentes entraînant des perturbations du métabolisme. La plus connue est la lactoglobuline ß, que l'on trouve dans le petit-lait (de vache). Ce composé est étranger au corps humain, et par conséquent au nourrisson (on ne le trouve pas dans le lait maternel). La lactoglobuline ß, et le lait de vache en général, conviennent très bien au petit veau, mais pas au nourrisson.

Le lait de vache convient au veau mais pas au nourrisson.

L'intolérance au lait de vache se manifeste par des affections cutanées, comme l'eczéma, des otites à répétitions, et d'autres troubles comme les rhumes, les problèmes de digestion... La diarrhée est souvent un signe d'intolérance au lactose.

De nombreux enfants réagissent mal au lait de vache : c'est l'allergie numéro 1 de notre société.

La légende du lait comme principale source de calcium

Dans notre civilisation, le lait de vache est réputé être la principale source de calcium. On nous rabâche que le liquide blanc qui sort du pis du ruminant est indispensable à la santé, et qu'il faut en consommer au moins un demi-litre par jour. Sans la vache, nos os ne contiendraient pas suffisamment de calcium et l'ostéoporose nous guetterait à la vieillesse… Examinons de plus près cette croyance erronée pour mettre à jour quelques contradictions.

Le calcium	Si vous possédez une table de composition des aliments, regardez la teneur en calcium du lait. Sachez aussi que pour une utilisation optimale de ce calcium, c'est-à-dire son assimilation par le corps, il faut aussi avoir suffisamment de magnésium. Or, le taux de magnésium du lait ne permet pas une bonne utilisation du calcium. La proportion calcium/magnésium idéale est de 2 pour 1. Dans le lait de vache, elle est de 10 pour 1. C'est pourquoi les deux tiers du calcium du lait ne sont pas assimilés, ce qui peut provoquer une hypocalcémie (manque de calcium) chez les grands consommateurs de lait de vache.
Les protéines	Le lait de vache contient beaucoup de protéines, alors que notre alimentation en apporte souvent déjà trop. Ce n'est pas bon pour la santé.

L'alimentation pendant la grossesse

Le taux de protéines élevé du lait de vache, et une consommation journalière déjà trop importante de ces nutriments sous forme de viande, augmentent les besoins en calcium : les buveurs de lait et consommateurs de viande doivent donc en absorber plus. À l'inverse, les amateurs de végétaux ont besoin de moins de calcium et l'assimilent mieux. Si l'on compare la composition du lait de vache à celle du lait maternel, on remarque une grande différence dans les taux de protéines et de calcium. Le lait de vache contient trois fois plus de protéines et quatre fois plus de calcium. Le bébé nourri au lait de vache a besoin de grandes quantités de minéraux à cause des protéines, mais les minéraux sont mal assimilés par l'organisme. De plus, ces grandes quantités de protéines et de minéraux surchargent son métabolisme.

Est-ce que le calcium prévient les maladies osseuses comme l'ostéoporose[5] ?
Une des causes de l'ostéoporose serait l'insuffisance de calcium. Or, en France, la consommation de lait de vache est très élevée. Si l'ostéoporose était vraiment due au manque de calcium, ce sont les gens consommant trop peu de lait de vache qui devraient en souffrir. Or, c'est le contraire que l'on observe : les cas d'ostéoporose sont plus rares dans les pays où l'on consomme moins de lait de vache.

L'ostéoporose

5. L'ostéoporose est une maladie du système osseux due à une raréfaction et à un amincissement des travées osseuses. Elle entraîne une grande fragilité des os.

> De récentes études scientifiques attribuent notamment l'ostéoporose à une alimentation déséquilibrée, à laquelle l'organisme réagit par une surproduction d'acides. Pour neutraliser ces acides, le corps a besoin de minéraux, dont le calcium. Celui-ci est régulièrement libéré par les os qui deviennent alors très fragiles.
> L'ostéoporose n'est donc pas une maladie due au manque de calcium, mais à une importante perte de calcium qui peut avoir des causes diverses, notamment une alimentation trop acide et le manque d'exercices.

On trouve du calcium non seulement dans le lait, les produits laitiers et les fromages, mais aussi dans les céréales, les légumes verts, la purée d'amandes et de sésame, les graines et les noix. Pour le nourrisson, la purée d'amandes et la purée de sésame sont une excellente alternative au lait de vache. Ils contiennent des protéines, des matières grasses et le précieux calcium. Ainsi, 100 g de lait de vache contiennent environ 120 mg de calcium, alors que 100 g de purée de sésame en contiennent 785 mg*, et 100 g de purée d'amandes 250 mg.

La prise de poids pendant la grossesse

Les besoins en énergie n'augmentent que très légèrement pendant la grossesse, mais les besoins en

---

* NdE. Pour des raisons de digestibilité, la purée de sésame (tahin) ne doit être donnée aux nourrissons qu'en petites quantités et de manière progressive (voir plus loin).

L'alimentation pendant la grossesse

nutriments essentiels sont multipliés. C'est pourquoi la maman a faim et se rabat sur ses aliments habituels, souvent beaucoup trop gras.

Qu'advient-il alors ? Les nutriments se trouvant en priorité dans les aliments végétaux pauvres en graisses, les besoins nutritifs ne sont pas couverts, et après le repas, l'impression de satiété n'est que de courte durée : le corps n'a pas reçu les substances nécessaires à la croissance de l'enfant, qui n'est ni satisfait, ni rassasié. On comprend mieux pourquoi certaines femmes enceintes ont l'impression d'avoir toujours faim et de passer leur temps à manger. Elles grossissent, sont victimes d'une surcharge pondérale, leur corps est trop acide, et il n'est pas rare qu'elles souffrent de complications liées à la grossesse (tension trop élevée, œdème…).

Pour éviter d'en arriver là, il faut consommer des matières grasses en quantité raisonnable, tout en veillant à prendre beaucoup d'acides gras polyinsaturés. Les besoins journaliers peuvent être couverts par la consommation d'huiles végétales, de graines et de fruits secs oléagineux.

La plupart des femmes prennent 10 à 12 kilos au cours de leur grossesse. Généralement le poids reste stable les trois premiers mois, mais les malaises et des vomissements (modifications de l'équilibre hormonal, protection contre les aliments pouvant nuire au fœtus) peuvent entraîner une perte de poids. À partir du 4e mois, la prise de poids moyenne est de 2 kilos par mois.

Le poids augmente à partir du 4e mois de la grossesse.

En matière de prise de poids, il ne faut rien généraliser.

Les femmes ayant un poids inférieur à la normale peuvent prendre plus de poids (12 à 18 kilos) sans avoir à craindre les problèmes de santé. En revanche, les femmes déjà fortes doivent tabler sur 7 à 11 kilos au maximum.

Les gynécologues surveillent généralement la prise de poids en se référant à un tableau type qui ne tient pas compte de la constitution de la femme. «Vous avez encore pris trop de poids», entend-on souvent, alors que ce n'est pas obligatoirement inquiétant.

Contrôler régulièrement le poids de la femme enceinte peut permettre de détecter d'importants problèmes de santé. Ainsi, en fin de grossesse, la formation d'œdèmes peut entraîner une forte augmentation du poids, qui doit impérativement être contrôlée par le médecin (danger d'empoisonnement). Si la femme enceinte a une nourriture équilibrée, comportant des aliments basiques et pauvre en aliments d'origine animale, une prise de poids un peu plus importante n'a rien de dramatique. En revanche, l'augmentation de la tension est un signal d'alarme à prendre très au sérieux : cette dernière ne doit pas dépasser 90/140.

Les femmes ayant pris beaucoup de poids pendant la grossesse peuvent tirer de ces réserves une partie de l'énergie nécessaire à l'allaitement et donc manger moins à ce moment-là. Les femmes déjà fortes avant la grossesse ont bien sûr d'importantes réserves de graisse, mais elles ne doivent pas pour

L'alimentation pendant la grossesse

autant redescendre au-dessous de leur poids de départ tant qu'elles allaitent.

Il ne faut pas faire de régime pendant l'allaitement. Ne considérez pas cette période comme une occasion pour maigrir : dans les tissus adipeux sont stockées des substances toxiques que le corps a absorbées par l'air ou par les aliments. Si vous perdez du poids, ces substances toxiques sont libérées par les réserves adipeuses et passent dans le sang et dans le lait maternel, au détriment de la santé de l'enfant.

Pas de régime pendant l'allaitement.

L'alimentation du 1er au 6e mois

Le lait maternel, un merveilleux produit qui ne coûte pas un sou

Pour mille et une raisons, le lait maternel constitue après la naissance la protection idéale contre les maladies. Il joue un rôle fondamental dans la formation d'une flore intestinale saine, et fournit les anticorps qui assureront la protection immunitaire du bébé. Les barrières immunitaires multiples qui se forment grâce au lait maternel évitent que des agents pathogènes ne pénètrent dans le corps de l'enfant par le biais de l'intestin.

Le lait maternel convient parfaitement aux besoins du nourrisson : c'est le meilleur et le plus complet des aliments infantiles. L'idéal est de nourrir l'enfant intégralement au sein pendant les six premiers mois : il n'a pas besoin d'autres aliments pendant cette période. Ensuite, il sera utile et même souvent nécessaire de passer à une alimentation mixte, car le nourrisson de cet âge ne se satisfait généralement plus du seul lait de sa mère. Parallèlement à l'introduction progressive d'une nourriture plus consistante, sous forme d'aliments végétaux dont le nombre de cuillères ira en augmentant, on sèvrera progressivement l'enfant jusqu'à la fin de la première année.

Le lait maternel fournit au bébé une protection immunitaire.

Il est remarquable de constater que malgré la faible teneur en protéines du lait maternel (environ 1,2 %), le bébé double son poids en l'espace de six mois. Cette croissance extrêmement rapide se fait donc avec très peu de protéines.

Pour pouvoir allaiter, il faut s'y sentir prête. Les 4 à 6 premiers jours qui suivent la naissance sont particulièrement importants. Le colostrum sécrété par la glande mammaire contient la fameuse immunoglobuline A, qui va recouvrir les muqueuses de l'estomac et des intestins comme un film protecteur, agissant comme un « vaccin » local anti-infections, et protégeant l'enfant des substances protidiques étrangères allergènes. En outre, le colostrum contient des lysozymes et des leucocytes aux propriétés antibactériennes.

Le colostrum assure une protection locale contre les infections.

Le colostrum étant extrêmement concentré, une faible quantité (10 à 20 ml par repas) suffit à couvrir parfaitement les besoins en substances nutritives de première nécessité. La peur ne pas avoir assez de lait est souvent renforcée à la maternité où l'on conseille à la mère de donner au bébé un complément ou une solution de glucose. Cela ralentit malheureusement la production de lait maternel (qui est proportionnelle à la succion) et c'est le meilleur moyen de mettre un terme à l'allaitement avant même de l'avoir commencé.

La première semaine après l'accouchement, il est normal que le nourrisson perde 5 % à 10 % de son

L'alimentation du 1er au 6e mois

poids (de 170 g à 350 g), les bébés les plus forts perdant généralement plus de poids que les autres. Après deux à trois semaines, le bébé a retrouvé son poids de naissance et grossit en moyenne de 150 g à 200 g par semaine.

Environ 5 % des jeunes mamans se voient dans l'impossibilité d'allaiter parce qu'elles sont malades, ou parce qu'elles prennent des médicaments qui nuiraient au nourrisson. Dans ces cas particuliers, on peut pour un temps limité choisir comme alternative le lait de jument ou, à défaut, le lait de chèvre qui se rapprochent plus du lait maternel que le lait de vache (voir pages 36 à 40).

Les laits maternisés en poudre ne sont pas une bonne alternative au lait de la mère. Ces produits à base de lait de vache sont allergènes car ils contiennent des substances étrangères à l'organisme (notamment des protéines). Si l'enfant a un terrain propice, au début il aura « seulement » des croûtes de lait ; puis viendra l'eczéma. Comme nous l'avons déjà dit plus haut, le lait de vache n'est pas fait pour l'homme ; il ne faut le donner ni à un nourrisson ni à un petit enfant.

Allaiter : la condition d'une excellente santé pour l'enfant dès le départ

Que ce soit pendant la grossesse ou l'allaitement, l'alimentation de la mère est déterminante pour la santé de l'enfant.

Mettre l'enfant au sein souvent stimule la production de lait.

Ce qu'elle consomme conditionne le goût et la composition du lait maternel, qui change d'ailleurs au fil des mois en fonction des besoins de l'enfant. On peut stimuler la production de lait en mettant l'enfant plus souvent au sein.

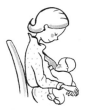

Si vous mangez et buvez trop peu, l'enfant ne sera pas rassasié longtemps. Si vous n'absorbez pas suffisamment de nutriments essentiels, les carences alimentaires guettent l'enfant. Pour qu'il reste en bonne santé, ce sont vos réserves qui seront entamées pour la fabrication du lait et votre organisme sera en quelque sorte « vidé ». Voici quelques conseils à respecter pour bien vous porter tous les deux.

Quelques conseils pour allaiter sans problème

- Absorbez suffisamment de liquide (2 litres par jour environ) ;
- Ne buvez pas de boisson froide juste avant la tétée pour ne pas bloquer la montée de lait ;
- Veillez à avoir un apport énergétique suffisant, c'est-à-dire à manger assez ;
- Pour permettre au nourrisson de bien digérer et lui éviter des souffrances inutiles, éliminez les aliments provoquant de l'érythème fessier ou des ballonnements (voir page 33) ;
- Il n'est pas nécessaire de boire du lait de vache quand on allaite ! Certains composés protidiques du lait de vache peuvent passer du lait maternel au nourrisson, et le gêner, voire provoquer une allergie. En revanche, une infusion de fenouil stimule la fabrication du lait (ne prendre cette infusion qu'après les premières montées de lait, quelques jours après la naissance) ;
- Les crampes nocturnes du mollet sont le signe d'un manque de magnésium ou de calcium ; on peut y remédier par une alimentation appropriée ou la prise de compléments alimentaires biologiques ;
- Pour prévenir la jaunisse du nouveau-né, évitez la consommation de tomates dans les deux premières semaines qui suivent la naissance.

L'alimentation du 1er au 6e mois

Un enfant nourri au sein n'est jamais suralimenté. Le nourrisson peut téter autant et aussi souvent qu'il veut. Certains ont faim toutes les deux heures et demie, d'autres seulement toutes les quatre heures. Au cours de la 6e semaine et du 3e mois, l'appétit augmente fortement (poussées de croissance), et il faut mettre le bébé plus souvent au sein pour augmenter la production de lait.

Les besoins en liquide du nourrisson
Pendant l'allaitement, il est inutile de donner à l'enfant d'autres boissons que le lait maternel. S'il fait chaud – l'été par exemple – on peut lui donner le sein plus souvent : très aqueuses, les premières gorgées de lait coupent bien la soif. Le lait plus épais et plus nourrissant, riche en matières grasses et en protides, ne vient qu'après un certain temps de succion.
Si vous décidez de donner tout de même à l'enfant un biberon d'infusion (de mauve ou de graines de fenouil), elle ne doit en aucun cas être sucrée.

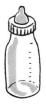

> **Les infusions**
>
> ▶ Sans sucre, notamment pour éviter la formation de caries ;
> ▶ Ne pas laisser le biberon à la bouche en guise de sucette ;
> ▶ Pour éviter les intolérances, ne pas mélanger deux infusions ;
> ▶ Utiliser une eau en bouteille convenant aux nourrissons (pauvre en nitrates et en sodium). L'eau du robinet est souvent trop polluée.

Que doit manger la maman pendant l'allaitement ?

Ce sont en fait, à quelques exceptions ou particularités près, les mêmes aliments que ceux conseillés pendant la grossesse (voir pages 16 à 18) : si le terrain familial est allergique, la maman doit renoncer aux aliments pouvant déclencher une allergie : le lait de vache et les dérivés de produits laitiers, les œufs de poule, les noisettes, les cacahuètes et souvent le blé.

Pendant l'allaitement, la maman doit tester si son nourrisson supporte les produits à base de céréales complètes, ou s'ils lui provoquent des ballonnements. Dans l'ensemble, les aliments difficiles à digérer pour la mère le sont aussi pour l'enfant allaité.

On trouvera ci-dessous une liste des aliments avec leurs effets possibles sachant que ceux-ci restent très individuels : chaque maman qui allaite doit déterminer quels aliments stimulent sa production de lait, et lesquels ballonnent l'enfant.

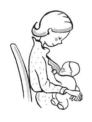

Stimulation de la sécrétion lactée		
Légumes	**Céréales**	**Fruits secs oléagineux**
Carottes crues	Avoine, flocons d'avoine	Amandes
Jus de carottes		Purée d'amandes
Salades	Orge	Lait d'amandes
	« Lait » de riz	

Un apport trop important de vitamine C peut provoquer un érythème fessier : si la peau du bébé est irritée, diminuer la consommation de fruits et de légumes riches en vitamine C, comme les agrumes et les poivrons rouges, par exemple.

L'alimentation du 1er au 6e mois

Principales sources de ballonnements

Légumes	Fruits	Céréales	Épices	Divers
Légumineuses	Agrumes	Céréales intégrales	Persil*	Vinaigre
Chou (sauf le chou-fleur et le brocoli)	Baies acides	mal cuites	Épices fortes	Jus acides
	Fruits à noyau	Céréales crues mélangées à des fruits		Conserves acides (au vinaigre, lactofermentées)
Oignon				
Poireau				
Échalote				
Concombre				
Maïs				

* NdE. Le persil diminue la lactation.

✚ Les boissons conseillées pendant l'allaitement

Eau minérale et eau de source

▶ L'eau minérale doit être plate ou peu gazeuse. L'été, on peut rajouter à l'eau un tiers de jus de pommes naturel non filtré pour compenser la perte importante de minéraux par la transpiration.

▶ L'eau gazeuse provoque souvent des ballonnements chez le nourrisson. Le gaz carbonique est en principe déconseillé.

Infusions

▶ Deux à trois tasses d'infusion au fenouil stimulent la production de lait et évitent que l'enfant ait des gaz.

▶ Toutefois, certains nourrissons réagissent mal au fait que leur mère boive trop d'infusions et peuvent être ballonnés par le fenouil. En principe, il est préférable de varier chaque semaine les infusions, car une consommation prolongée de la même infusion peut finir par provoquer l'effet inverse de celui escompté.

Les cafés de céréales

▶ A ne consommer qu'en très petite quantité car ces boissons contiennent des constituants pouvant surcharger le foie.

Les boissons déconseillées pendant l'allaitement

Le café
▶ À supprimer ou à limiter (1 ou 2 tasses par jour). Le café contient des constituants nocifs et rend le nourrisson nerveux.

Les boissons sucrées
▶ Non seulement les sodas et limonades sont hypercaloriques et contiennent trop de sucre et d'additifs, mais elles ne fournissent aucun nutriment essentiel.

L'alcool
▶ Même consommé modérément, l'alcool peut passer dans le lait maternel et constitue un poison pour les cellules. Si la mère qui allaite consomme régulièrement de l'alcool, le nourrisson peut souffrir de troubles psychiques.

Quelques recommandations importantes pour l'allaitement

Le rythme des tétées

Chaque enfant a des besoins qui lui sont propres : les uns mangent six fois par jour, les autres passent à quatre repas quotidiens au bout de quelques semaines. Par principe, il vaut mieux de petits repas et un estomac peu rempli, car la digestion fatigue le frêle organisme du nourrisson. Cependant, l'espacement entre les tétées doit toujours être compris entre deux heures et demie et quatre heures, pour laisser à la digestion le temps de se faire. Mettre l'enfant au sein toutes les heures l'expose à des problèmes de digestion (ballon-

L'alimentation du 1er au 6e mois

nements, coliques), et la maman risque de voir ses mamelons endoloris par des crevasses.

Le bébé a un appétit irrégulier qui varie selon les jours et selon les repas. Dans les premiers mois, les besoins en énergie se font plus pressants à certaines périodes, par exemple vers la 6e semaine ou aux alentours du 3e mois. Ces poussées de croissance s'accompagnent d'une faim de loup. Beaucoup de mamans ont alors peur de ne pas avoir assez de lait. Qu'elles ne craignent rien : on peut facilement augmenter la production de lait en mettant le bébé au sein plus souvent.

Quand et pendant combien de temps sevrer ?

L'idéal est d'allaiter un bébé intégralement pendant les six premiers mois. Mieux vaut ne pas diversifier avant le 7e mois, surtout s'il y a des risques d'allergie importants. Il est bon d'étaler le sevrage sur quatre mois au moins. Si vous en avez la possibilité, prévoyez de sevrer votre enfant très progressivement jusqu'à la fin de la première année.

Tirer du lait maternel

Il est possible de tirer du lait et de le congeler, même par petites quantités que l'on rajoutera à la portion précédente jusqu'à obtenir une dose de 120 ml environ.

Le lait tiré se conserve un jour au réfrigérateur et six mois au congélateur. Il peut être donné au biberon et la maman y gagne en autonomie.

Le lait maternel peut être congelé en petites portions.

Les protéines du lait de vache ne conviennent pas au bébé.

Les enfants entièrement nourris au sein souffrent rarement de maladies du système digestif (vomissements, fortes diarrhées). Néanmoins, si cela arrivait, le mieux est de consulter un médecin, et de ne donner en attendant à l'enfant aucun aliment de régime qui puisse contenir des protéines de vache, susceptibles de déclencher des allergies.

Des milieux médicaux de plus en plus favorables à l'allaitement

L'UNICEF et l'OMS ont pris l'initiative de donner un label aux maternités favorables à l'allaitement, dans le but de renforcer les liens entre la mère et l'enfant. Une maternité doit remplir dix conditions pour pouvoir porter le label « Établissement ami du bébé ». Dans ces établissements, les femmes enceintes sont informées par le personnel médical des avantages de l'allaitement, et conseillées sur la manière de procéder. Les nouveau-nés ne reçoivent ni liquides ni aliments en complément du lait maternel, sauf sur prescription médicale. Le « rooming in », c'est-à-dire le fait que la mère et l'enfant vivent 24 heures sur 24 ensemble, va de soi★.

Les alternatives au lait maternel

Le lait de jument

Le lait de jument, une alternative au lait maternel.

Le lait de jument représente une bonne alternative pour l'enfant qui ne peut être allaité par sa mère.

★ NdE. Il existe plus de 14 000 maternités de ce type au monde, dont plus de 200 en Europe. Il en existe depuis peu une seule en France, celle de La Ferté, à Lons-le-Saunier (Jura).

L'alimentation du 1er au 6e mois

Le lait de jument s'est révélé très profitable dans les cas d'eczéma. Il peut également être utilisé en usage externe. On le trouve dans certains magasins de produits naturels.

Les propriétés du lait de jument

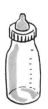

- De tous les laits d'origine animale, celui de jument est le plus proche du lait maternel ;
- Le lait de jument favorisant la digestion complète des protéines et ses composés protéiques étant très digestes, le risque d'allergie aux protéines étrangères est considérablement diminué ;
- Ses teneurs en sodium, potassium et chlorures sont très proches de celles du lait maternel ;
- Il a une teneur élevée en fer, cuivre et zinc assimilables par l'organisme ;
- Comme le lait maternel, il stimule la présence de bactéries lactiques bénéfiques, notamment du genre bifidus, dans la flore intestinale, et facilite la digestion grâce à sa teneur élevée en lactose ;
- Il contient certains constituants du lait maternel qu'on ne retrouve dans aucun lait pour nourrisson du commerce en concentration suffisante pour avoir un effet physiologique (les immunoglobulines, les nucléotides, la lactoferrine, l'acétylcholine, l'enzyme lysozyme...). Toutes ces substances renforcent les défenses et le système immunitaire du bébé ;
- Il se différencie du lait de vache par sa teneur en protéines relativement faible et par sa teneur six fois plus élevée en précieux acides gras insaturés ;
- Il convient comme aliment pour les nourrissons souffrant d'intolérance ou d'allergies aux protéines du lait de vache ou du soja ;
- Il peut être utilisé dans les régimes destinés à détecter les allergies.

L'idéal serait d'avoir du lait de jument frais, mais cela est rarement possible. En poudre ou congelé, il convient également.

Les laits de jument pasteurisés, UHT ou stérilisés ne conviennent pas au nourrisson, le traitement thermique ayant détruit trop d'éléments nutritifs.

Si le bébé est uniquement nourri au lait de jument, ajoutez au biberon 2,5 % d'huile de tournesol vierge, par exemple. Si vous utilisez des préparations au lait de jument, regardez bien leur composition avant l'emploi[6].

Les allergies ou intolérances au lait de jument sont extrêmement rares : on ne donnera pas de lait de jument aux enfants allergiques aux protéines de ce lait ou aux poils de chevaux (effectuer un test).

Le lait de jument ne doit pas être chauffé au-dessus de 37 °C.

Les produits au lait de jument ne doivent pas être chauffés à plus de 37 °C sous peine de détruire d'importants constituants. Comme les bons produits ne sont pas homogénéisés, il est possible qu'une fine couche de crème se forme à la surface du lait lorsqu'il repose plus de trente minutes. Il suffira de secouer le biberon pour supprimer ce phénomène naturel.

---

6. Remarque : le lait de jument ou les laits infantiles au lait de jument couvrent les besoins en fer du nourrisson même après le 4e mois. Dès que l'on passe à une alimentation diversifiée, l'apport de fer par le lait maternel ou de jument diminue. Il faut donc apporter cet élément sous d'autres formes.

L'alimentation du 1er au 6e mois

Le lait de chèvre
Les produits à base de lait de chèvre sont une autre alternative au lait maternel.

À l'échelle mondiale, l'homme consomme davantage de lait de chèvre que de lait de vache. On constate que le premier est mieux supporté que le second et convient même aux personnes très sensibles. De nombreuses études montrent que le lait de chèvre provoque beaucoup plus rarement des problèmes digestifs, comme les coliques et les diarrhées, que le lait de vache. Examinons les chiffres : la grande majorité des personnes souffrant d'allergies alimentaires ne supportent pas le lait de vache ; mais 1 % seulement des enfants allergiques au lait de vache ne supportent pas non plus le lait de chèvre.

Les produits à base de lait de chèvre ont fait leurs preuves en matière de prévention des allergies. Dans la majorité des cas, l'état des personnes ayant une allergie suite à la consommation de lait de vache ou de soja s'améliore sensiblement lorsqu'elles passent au lait de chèvre. C'est seulement dans de rares cas d'allergies graves que l'on voit, ici ou là, une allergie imputable au lait de chèvre (troubles importants du système immunitaire, notamment suite à des vaccinations).

Le lait de chèvre convient aussi aux personnes très sensibles.

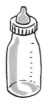

> **Les particularités du lait de chèvre**
>
> Pourquoi le lait de chèvre est-il mieux supporté que le lait de vache ?
> ▶ La composition du lait de chèvre est plus proche de celle du lait maternel que celle du lait de vache ;
> ▶ Les globules de matière grasse du lait de chèvre sont plus petites donc plus digestes que celles du lait de vache ;
> ▶ Le lait de chèvre a une teneur en acides aminés libres (éléments constitutifs des protéines) beaucoup plus élevée ;
> ▶ La composition de ses protéines correspond mieux aux besoins de l'organisme humain.

C'est pourquoi les nourrissons digèrent particulièrement bien le lait de chèvre. Cependant, lorsque vous en achetez, il faut, comme pour tout produit, faire attention à l'origine et au mode de production. Le lait doit provenir de chèvres en liberté et être le plus naturel possible.

Le lait de chèvre présente un faible risque d'allergie.

Les laits de jument et de chèvre sont de bonnes alternatives pour les bébés ne pouvant être allaités les premiers mois. À partir du 5e mois, vous pouvez introduire progressivement de nouveaux aliments et l'enfant aura de moins en moins besoin du lait animal. Le coût élevé du lait de jument ou de chèvre ne grèvera votre budget que quelques mois, et qu'est-ce en comparaison des problèmes de santé ainsi évités !

De nombreux bébés souffrent d'eczéma et presque tous ces enfants réagissent mal au lait de vache et de soja. Il en résulte des réactions d'intolérance à des aliments habituellement dépourvus de risques. Notons que même les laits industriels hypoallergéniques sont souvent mal supportés en cas d'eczéma ou d'autre allergie.

Comme les normes européennes n'autorisent à mettre sur le marché des laits infantiles que des produits à base de lait de vache ou de soja, les autres laits infantiles portent la mention « aliment diététique pour nourrisson » ou « aliment lacté pour nourrisson ».

Les « laits » de soja, d'amandes et de riz**

Il existe d'autres alternatives à l'allaitement : le lait de soja, le lait d'amandes et le lait de riz. Pour les enfants nourris au biberon, on diversifie le régime alimentaire plus tôt qu'avec l'alimentation au sein : on peut commencer avec les bouillies à partir du 5e mois.

Le lait de soja

Le lait de soja infantile est un aliment qui peut convenir au nourrisson mais il ne faut pas en donner chaque jour car il risque, à long terme, d'être moins bien supporté. 25 % des bébés ne supportant pas le lait de vache ne supportent pas non plus le lait de soja*.

Les aliments de régime ★ *sont souvent à base de lait de vache.*

★ NdE. Les aliments de régime sont des aliments destinés à des enfants souffrant d'une pathologie. Il ne faut évidemment pas les confondre avec les aliments biologiques, même si ces deux types d'aliments se trouvent souvent dans les mêmes magasins.

** NdE. L'appellation « lait », normalement réservée au lait proprement dit, est passée dans le langage courant pour désigner diverses préparations végétales ayant l'apparence du lait et peuvent, dans certains cas, le remplacer.

Le lait de soja est un aliment à ne donner que de temps en temps.

Le lait de soja classique, vendu dans les magasins diététiques ou de produits naturels, ne doit pas être donné au nourrisson. Il faut choisir uniquement du lait de soja infantile. Attention à la teneur en vitamine D : si le pédiatre a prescrit des comprimés de vitamine D à votre bébé, il faut faire un petit calcul pour éviter le surdosage. Ajoutez du lactose (vendu en pharmacie) aux laits de soja qui n'en contiennent pas : c'est le principal glucide dont le bébé a besoin pour l'élaboration de la flore intestinale. Donnez toujours le lait de soja seul, comme un autre repas au biberon, et ne le combinez pas avec d'autres aliments.

Le lait d'amandes

Le lait d'amandes est très digeste et facilement assimilable par l'organisme.

Le lait d'amandes ne doit pas être donné avant le 5e mois. Que vous ayez allaité ou non votre enfant, vous pouvez l'introduire peu à peu : c'est un bon aliment, bien supporté par les bébés. Ce précieux lait est une alternative végétale au lait de vache. Il est fait à partir de purée d'amandes, et est parfois additionné de purée de sésame non salée (tahin). Amandes et sésame contiennent beaucoup de fer, de calcium, de protéines, et de matières grasses riches en acides gras insaturés. Sous forme de lait, ces graines sont digestes et bien supportées. Leurs constituants sont aisément assimilés par l'organisme.

★ NdE. Par ailleurs, des études récentes montrent qu'une consommation régulière et imporatnte de soja, ou d'autres produits à base de soja, par les très jeunes enfants, voire par la mère pendant la grossesse et l'allaitement, pourrait provoquer un développement sexuel anormalement précoce, dû à la richesse du soja en phytœstrogènes.

L'alimentation du 1er au 6e mois

Le lait de riz

Le lait de riz pur est un aliment de complément : il contient trop peu de protéines pour constituer l'unique nourriture du bébé. Mais, mélangé à la purée d'amandes ou de sésame, il acquiert une valeur nutritive bien supérieure. Le lait de riz n'est bien supporté qu'à partir du 5e mois.

Les bouillies à partir du 6e mois

Le bon moment pour introduire les aliments de complément

Les six premiers mois, le lait maternel contient toutes les substances dont le bébé a besoin, et il n'est généralement pas nécessaire de diversifier sa nourriture. Mais à partir du 6e ou 7e mois, le lait maternel ne comble plus les besoins de l'enfant, et le moment est venu d'introduire de nouveaux aliments.

À cet âge, la plupart des nourrissons deviennent plus actifs, et leurs besoins nutritifs augmentent. En outre, ils doivent reconstituer leurs réserves en fer (pratiquement épuisées) et le lait maternel, trop pauvre en cet élément, n'y suffit plus. C'est donc le bon moment pour diversifier l'alimentation, d'autant plus qu'après le 6e mois, le système digestif du nourrisson est tout a fait mature.

La poussée des premières dents est un bon point de repère pour introduire les aliments de complément. Si elles percent vers le 4e mois et sont bien visibles, il est possible que l'enfant réclame, dès ce moment, une nourriture plus solide. Mais tant que le lait maternel lui suffit et qu'il s'en trouve rassasié, inutile de lui proposer autre chose. Souvent, le besoin de mordre de l'enfant qui « fait ses dents » se

Les aliments de compléments peuvent être introduits avec l'apparition des premières dents.

confond avec le besoin de nourriture solide. Lorsque les dents percent, il est agréable pour l'enfant de pouvoir « se faire les dents » sur des objets comme les anneaux dentaires en matériau naturel.
Le réflexe de succion du nourrisson est si fort jusqu'au 6e mois que la plupart des bébés ne peuvent pas manger leur bouillie à la cuillère. Même si vous souhaitez sevrer l'enfant plus tôt, laissez-lui le temps d'apprendre à manger tout au long du 5e mois, et attendez la fin du mois pour remplacer un repas lacté par une petite bouillie.

L'industrie propose des aliments et des boissons pour nourrissons dès le 3e mois, voire dès la 4e semaine. C'est indiscutablement prématuré. De plus, ces petits pots contiennent des ingrédients qui ne conviennent pas à un bébé de moins de 1 an.

Les règles d'or des aliments de complément

Les aliments de complément doivent être bien tolérés.

L'alimentation doit être la plus naturelle possible et d'une excellente qualité biologique pour fournir à l'enfant toutes les vitamines, les minéraux, les oligoéléments et les protéines dont il a besoin.

La nourriture doit être facile à digérer et ne créer aucun problème intestinal. Par exemple, un enfant de moins de 1 an ne peut pas encore bien digérer un mélange de plusieurs céréales. Les aliments mal digérés fermentent dans le tube digestif et l'ensemble du métabolisme s'en trouve perturbé.

Les bouillies à partir du 6e mois

Les aliments de complément ne doivent pas, à cet âge, contenir de protéines d'origine animale afin de ne pas surcharger le système immunitaire de l'enfant. Sont à exclure : le lait de vache et les produits dérivés, la viande (volaille incluse) et les produits dérivés, le poisson et les produits dérivés. On peut prévenir de nombreuses allergies et maladies de civilisation avec une alimentation équilibrée, et exempte de protéines d'origine animale. Sans ces dernières, le petit organisme réussira mieux à se défendre contre les infections de la première année. Mais il faut aussi éviter les aliments végétaux ayant un potentiel allergène : blé, soja et produits dérivés, noisettes, cacahuètes et agrumes. Il peut suffire de consommer ces aliments une fois pour déclencher une intolérance ou une allergie.

Si vous suivez ces conseils, l'alimentation du nourrisson sera saine et complète. Elle sera en outre bien acceptée si vous respectez bien les six règles suivantes :

1. Le moins de changements possible

La première année, la nourriture du bébé doit être peu variée et de saveur peu relevée pour laisser le temps à son organisme de développer un bon système immunitaire. Les changements le perturbent, et s'accompagnent souvent de difficultés digestives ou d'allergies.

N'introduisez qu'un nouvel aliment par semaine pour tester si votre bébé le supporte bien. Le système de défense de l'enfant doit s'adapter progressivement à chaque nouvel aliment ou ingrédient.

La première année, les aliments doivent être peu variés.

Lors de cette phase de son développement, le nourrisson commence à se déplacer à quatre pattes et porte beaucoup d'objets plus ou moins propres à la bouche. Son système immunitaire apprend ainsi à lutter contre les germes et à se renforcer. Si vous choisissez ce moment pour introduire des aliments variés, le système immunitaire peut réagir de façon extrême.

En outre, l'enfant doit s'habituer lentement à chaque nouveau goût. Si l'on mélange tout, il risque de ne plus s'y retrouver.

Vous pouvez noter dans un petit carnet les réactions de votre enfant aux nouveaux aliments et ses éventuelles allergies.

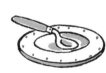

2. Donnez des repas fraîchement préparés

Pour la santé de bébé, il vaut mieux préparer son repas juste avant de le lui donner, car les produits frais favorisent la formation d'une bonne flore intestinale et du système immunitaire. Préparer tous les jours des repas frais prend du temps, c'est vrai, mais c'est important jusqu'à la fin de la première année.

3. N'assaisonnez pas les repas de bébé à votre goût

La nourriture peut et doit avoir une saveur monotone, c'est le seul moyen de permettre au goût de votre enfant de se former progressivement. Un même aliment – par exemple un mélange de légumes – peut être donné pendant plusieurs semaines sans que vous n'ayez à craindre que votre enfant en pâtisse ou s'en lasse.

Les bouillies à partir du 6e mois

4. **Pas de sucre, de sel ou d'épices dans la nourriture du nourrisson**

L'attirance vers le sucré, le salé ou les mets épicés n'est pas innée. Elle dépend du régime alimentaire de la mère pendant la grossesse puis lors de l'allaitement. Pour donner une saveur sucrée, utilisez des fruits. Quant au sel et aux épices, ils ont plus d'inconvénients que d'avantages la première année.

5. **Conservez votre calme et soyez patiente**

Soyez patiente avec votre enfant lorsque vous commencerez à diversifier son alimentation. Voir ci-après : « La cuillère dans la bouche... et aussitôt ressortie ? ».

6. **Laissez le temps à votre enfant**

Laissez à votre enfant le temps nécessaire pour manger et pour le sevrer.

La cuillère dans la bouche... et aussitôt ressortie ?

Procédez aux premiers essais de repas à la cuillère avant de donner le sein ou le biberon. Cependant, si votre bébé a très faim ou se montre nerveux, ces premières tentatives risquent fort de se solder par un échec. Dans ce cas, mieux vaut calmer sa faim comme d'habitude, et reprendre la cuillère à la moitié de la tétée.

Avant de commencer à donner la bouillie, rassemblez tous les ustensiles nécessaires. Si votre enfant a

très faim, et que vous devez encore chercher où se trouvent la cuillère et le bavoir, cela risque de mal se terminer, et il ne vous restera plus qu'à le mettre au sein afin de le contenter. Avec les nourrissons, il est préférable d'être bien organisé !
Jusqu'au 6e mois environ, les bébés ont un réflexe de succion encore très marqué, ainsi que le réflexe de recracher tout ce qui ne leur est pas familier.
Téter est un vrai plaisir mais aussi un besoin fondamental chez l'enfant.

Dans sa première année, l'enfant a un besoin impérieux de téter. Vous avez donc la possibilité de liquéfier la bouillie avec une eau minérale appropriée, et de la lui donner au biberon, en choisissant une tétine pour bouillie dont vous aurez au besoin agrandi la fente. Vous pouvez procéder ainsi pendant plusieurs semaines. Grâce à cet apport en eau minérale, l'enfant n'aura besoin que très peu d'eau – voire pas du tout – en dehors des biberons.

Cela ne vous empêche pas d'essayer de nouveau la cuillère pour voir si votre enfant s'y habitue. Là aussi, les différences individuelles sont importantes. Certains enfants mangent bien à la cuillère dès l'âge de six mois, d'autres préfèrent le biberon, et d'autres n'apprendront à manger à la cuillère qu'à huit mois. Ne vous laissez pas déstabiliser par les mamans qui se vantent que leur enfant n'a eu aucun problème pour manger à la cuillère, et rappelez-vous qu'un jour viendra où ces difficultés ne seront plus qu'un lointain souvenir.

Les bouillies à partir du 6e mois

La préparation des repas

N'utilisez, si possible, que des produits de l'agriculture biologique pour préparer les repas de votre enfant. On les trouve dans les magasins de produits naturels, sur les marchés biologiques ou directement chez le producteur. Il existe aussi des rayons de produits biologiques dans la plupart des supermarchés. Les fruits et légumes de l'agriculture conventionnelle contiennent trop de nitrates et de résidus de pesticides, et leur peau est souvent traitée (conservateurs, cire…). Un simple lavage ne suffit pas à les débarrasser de ces produits : si vous en utilisez, lavez-les, épluchez-les et relavez-les une dernière fois.

Les agriculteurs biologiques n'emploient ni engrais chimiques azotés (qui apportent trop de nitrates), ni pesticides chimiques, et ils n'utilisent ni cire ni autre produit pour la conservation.

> **Les avantages des produits de l'agriculture biologique**
>
> ▸ Moins de nitrates et d'eau ;
> ▸ Davantage de vitamines et de minéraux ;
> ▸ Pas de résidus de pesticides ;
> ▸ Une valeur nutritive globalement plus élevée et un impact positif sur la santé ;
> ▸ Un meilleur goût.

Certaines appellations, de plus en plus utilisées par les fabricants et producteurs, telles que « production intégrée » ou « agriculture raisonnée » trompent le consommateur, car elles ne garantissent pas que le produit n'est pas traité avant ou après récolte, ni qu'aucun engrais de synthèse n'a été employé. Il faut exiger la mention « produit de l'agriculture biologique » accompagnée du nom de l'organisme certificateur.

Les ustensiles de cuisines

Pour préparer les repas de votre bébé à partir du 6e mois, vous avez besoin des ustensiles suivants :
– **un mixer**, pour réduire en purée les aliments proposés les premiers mois du sevrage, et plus tard pour la préparation du lait d'amandes et autres boissons ;
– **une râpe**, pour les nourrissons un peu plus âgés qui ont déjà des dents ;
– **un moulin à céréales**, pour avoir des céréales fraîchement moulues, non seulement pour votre enfant, mais pour toute la famille. Vous pouvez aussi – à défaut – moudre des céréales avec un moulin à café que vous réserverez à cet usage.

Ne réservez pas ces ustensiles aux repas du bébé, mais utilisez-les aussi pour préparer des repas familiaux équilibrés et sains. Ils seront ainsi rapidement amortis, et vous vous en servirez plusieurs années.

Les bouillies à partir du 6e mois

Choisir les aliments et les préparer

Il est préférable de préparer les bouillies de fruits, de légumes et de céréales avec de l'eau pour biberon adaptée au nourrisson (eau minérale plate contenant peu de sodium et de nitrates) puisque cette eau va être consommée par l'enfant. En revanche, les pommes de terre ou la viande seront cuites dans de l'eau du robinet puisque cette dernière est ensuite jetée. Ouvrez une nouvelle bouteille chaque jour car des germes – le plus souvent inoffensifs – se développent dans les bouteilles entamées. Pour la même raison, laissez couler l'eau du robinet le matin avant de la faire bouillir, vous réduirez la concentration de germes. Utilisez le moins possible d'eau du robinet: selon les régions, elle contient plus ou moins de résidus, de chlore, de fluor et autres produits toxiques.	**L'eau**
Le lait maternel est à 37 °C, température idéale pour les organes digestifs du nourrisson. L'enfant refuse d'ailleurs les bouillies de légumes froides. Par ailleurs, les bouillies n'ayant pas dépassé 40 °C sont les meilleures d'un point de vue diététique. Ne pas trop chauffer les repas car les protéines sont modifiées à partir de 43 °C.	**La température**

La préparation	Pendant les premières semaines suivant l'introduction d'aliments de complément, il est souhaitable que les purées soient très fines. Au fur et à mesure que le bébé fait ses dents, elles pourront être plus grossièrement écrasées et les fruits râpés. La farine, elle, doit toujours être très fine. Au début, il est préférable de donner des légumes cuits à l'étouffée : les couper en gros morceaux, puis les mettre dans une casserole fermée, avec très peu d'eau. Si c'est de l'eau pour biberon, vous pouvez la laisser dans la purée de légumes, d'autant qu'elle contient les substances nutritives libérées lors de la cuisson. Attention toutefois : l'eau des pommes de terre, elle, doit toujours être jetée, car elle contient des substances toxiques. De nombreux légumes peuvent aussi être réduits en purée crus, dans le mixer. Il suffit ensuite de les réchauffer dans un bain-marie de 60 °C à 70 °C pour obtenir une bouillie à 40 °C, facile à digérer pour le bébé.
Les laits végétaux	Préparez du lait d'amandes ou de riz, et de temps à autre de soja (voir pages 78 à 80).

Les bouillies à partir du 6e mois

Lavez toujours soigneusement les fruits et les légumes. Les premières semaines après l'introduction des bouillies, pelez les fruits, car les petits bouts de peau mal mixés sont trop rêches pour le bébé qui aura du mal à les avaler. Les fruits peuvent être donnés crus, en purée au départ puis finement râpés ensuite. Si votre enfant ne supporte pas les fruits crus, cuisez-les à l'étouffée. Les bouillies de fruits se préparent comme les bouillies de légumes. Faites bouillir les pommes de terre, pelées ou non, dans trois fois leur volume d'eau. Jetez l'eau de cuisson et n'utilisez que des pommes de terre sans germes ni parties vertes.	**Les fruits et les légumes**
N'utilisez que des céréales complètes, sans gluten (voir page 58), finement moulues. La farine doit être cuite dans trois fois son volume d'eau (pour biberon) pour pouvoir bien gonfler.	**Les céréales**
Entre les repas, vous pouvez donner à grignoter à votre enfant de petits morceaux de pomme pelée ou du pain complet à mie fine. Veillez à ce que l'enfant mange assis car le danger de s'étouffer est trop grand en position couchée.	**Les goûters**
N'utilisez que de la viande provenant d'élevages biologiques (volaille, mouton ou bœuf). Faites-la bouillir dans une bonne quantité d'eau non salée et non épicée. Jetez l'eau de cuisson et mixez la viande.	**La viande**

Peser	Une balance vous permet de mesurer exactement les portions. Vous pouvez aussi vous faire un petit tableau de conversion pour trouver le poids d'une cuillère, rase ou bombée. Comptez pour cela les cuillères que vous mettez dans la balance jusqu'à ce que vous tombiez sur un poids exact : par exemple, si 5 grosses cuillères rases de purée d'amandes pèsent 50 g, une cuillère pèsera 10 g, ou si 4 cuillères bombées de farine pèsent 60 g, une cuillère correspondra à 15 g.
Tenir au chaud	La bouillie peut être placée dans une assiette spéciale (à double fond et remplie d'eau chaude) qui maintient la température de la nourriture, ou dans un petit bol où la bouillie refroidira bien moins vite que dans une assiette plate. À partir de 2 ans, certains enfants dévorent leur bouillie tout seuls, et elle n'a pas le temps de refroidir.

Précuire et congeler

Si vous n'avez pas le temps de préparer tous les jours le repas, vous pouvez prévoir un plat pour deux jours et le conserver dans un récipient bien fermé au réfrigérateur.

Réchauffez légèrement le lendemain la portion mise de côté (les nourrissons préfèrent leurs aliments tièdes plutôt que très chauds). Vous pouvez également congeler, par portions journalières, de plus grandes quantités et les mettre ensuite à décongeler au réfrigérateur. On peut même

Les bouillies à partir du 6e mois

conserver ainsi de la viande cuite, préalablement mise dans un récipient fermé.

Préparer chaque jour les repas est de loin la meilleure solution, car seuls les légumes frais contiennent toutes les substances nutritives essentielles. Même la congélation doit rester exceptionnelle.

Seuls les légumes frais contiennent toutes les substances nutritives indispensables.

Préparer les repas de bébé prend du temps, mais c'est pendant une période limitée puisque, dès son premier anniversaire, l'enfant pourra commencer à manger avec le reste de la famille.

Planning des menus pour la première année

Rappelons que la première année, il est primordial d'allaiter aussi longtemps que possible. Amorcez le sevrage avec un repas de carottes, de fenouil ou de chou-fleur. Augmenter les quantités très progressivement. Introduire un seul nouveau légume par semaine.	**Allaiter**

Les compléments	Ajouter, si nécessaire, du lactose aux repas. Pour l'assimilation des vitamines liposolubles (A, D, E, K), veiller à ce que l'apport de matières grasses soit suffisant (au moins 6 g d'huile par repas principal). Les huiles végétales contiennent les précieux acides gras polyinsaturés, essentiels à l'organisme, et couvrent les besoins énergétiques quotidiens du nourrisson. Ne pas faire chauffer fortement l'huile sous peine de détruire ou de modifier des constituants importants. Mettre l'huile au dernier moment, dans l'assiette ou le biberon. Procéder de même pour le lactose, dilué dans un peu d'eau minérale. Au cours de la première année, les bouillies de bébé ne seront ni sucrées, ni salées, ni épicées.
Les céréales	Ne donner que des céréales sans gluten ou pauvres en gluten : riz, millet, avoine, orge, sarrasin, amarante, farine ou semoule de maïs (polenta). Les céréales contenant du gluten, comme le blé, le seigle, l'épeautre, ou des produits céréaliers comme la semoule, ne doivent être donnés qu'après le 6e mois. Le blé est un allergène fréquent et ne doit donc pas être consommé pendant la première année. Certains bébés ont des problèmes de digestion (ballonnements, coliques) lorsqu'ils consomment simultanément des céréales et des fruits.

Les bouillies à partir du 6e mois

Il faut donc les leur donner séparément : par exemple les céréales accompagnées de la moitié des corps gras indiqués (purée d'amandes, de sésame) le matin, et les fruits au goûter avec le reste de matières grasses (5 g de purée d'amandes, par exemple ; voir les recettes ci-après).

Problèmes

Si votre enfant tombe malade, attendez avant d'introduire un nouveau légume.
Si votre enfant n'aime pas les bouillies, cela peut venir de leur couleur, trop différente de celle du lait maternel. Pour commencer, vous pouvez leur donner en purée des fruits clairs (pommes ou bananes).

Planning hebdomadaire de menus pour le sevrage pour les mères qui n'allaitent plus

Ce planning hebdomadaire permet de sevrer l'enfant en 8 semaines, en remplaçant peu à peu les biberons par des bouillies. Il est conçu pour des mamans qui n'allaitent pas et dont l'enfant boit du lait de jument, de chèvre ou un lait maternisé à base de lait de vache. Les mamans qui allaitent peuvent continuer à le faire jusqu'au premier anniversaire de l'enfant. Pour elles, nous avons conçu le planning figurant pages 68 à 71. Ces deux plannings diffèrent seulement par l'ordre d'introduction des différents aliments. Le planning pour les mamans qui allaitent prévoit un sevrage plus progressif et l'enfant aura une alimentation mixte lait maternel/aliments de complément jusqu'à la fin de la première année.

Ce planning de menus vous aide à régler les problèmes de sevrage.

Avant d'introduire des aliments de complément, réfléchissez au repas que vous désirez remplacer. Le plus pratique est de conserver jusqu'à la fin le premier repas de la journée sous forme de biberon. Le repas du soir peut, lui aussi, être un biberon : l'enfant, rassasié, ne réclamera pas la nuit. Les bouillies – moins digestes – données juste avant d'aller au lit pèsent sur l'estomac. Il est préférable de donner la bouillie en fin d'après-midi, deux heures environ avant de coucher le bébé, et de le faire boire une dernière fois avant de le mettre au lit.

Ne vous faites pas de souci si de petits problèmes digestifs accompagnent l'introduction des premiers aliments. L'appareil digestif du bébé a besoin de se familiariser à cette nourriture inhabituelle. Laissez-lui le temps[7].

Introduction des légumes
La première semaine, le mieux est de commencer par habituer l'enfant aux carottes. Elles sont douces et excellentes pour la santé. Toutefois, elles constipent, ce qui peut poser problème si le système digestif de l'enfant n'est pas encore assez bien développé.

De nombreux nourrissons ont besoin, pour une bonne digestion et un bon transit intestinal, de consommer du lactose, qui se trouve sous sa forme naturelle dans le lait de la mère. Si votre enfant a

---

[7]. Les quantités ne sont que des indications approximatives qui peuvent être modifiées selon l'appétit de l'enfant, son poids, et sa courbe de croissance.

Les bouillies à partir du 6e mois

quelques problèmes de selles dus aux nouveaux aliments (selles sèches et très dures, difficiles à expulser), ajoutez du lactose aux carottes. On trouve aussi en pharmacie du lactulose* qui assouplit les selles et favorise une flore intestinale saine. Faites un test pour savoir de combien de lactose votre enfant a besoin : donnez-lui-en 1 cuillère à café pour 200 ml à 250 ml de nourriture, et si les selles deviennent trop molles dans le courant de la semaine, diminuez la quantité.
S'il n'y a pas d'amélioration, essayez de donner un autre légume comme le fenouil ou le brocoli.

* NdE. Disaccharide non digestible, disponible en pharmacie.

Première semaine

Le tout premier repas sera composé de 3 cuillères à café de carottes cuites à l'étouffée. Augmenter progressivement la quantité chaque jour, jusqu'à atteindre 140 g. Dès le quatrième jour, ajoutez 1/2 cuillère à café d'huile vierge de tournesol ou de sésame et augmentez peu à peu la dose jusqu'à 1 cuillère à soupe.

Introduction de légumes

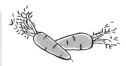

> Réduisez en purée les carottes crues mélangées à un peu d'eau pour biberon, puis réchauffez-les au bain-marie, ou coupez-les en gros morceaux et faites-les cuire à l'étouffée avant de les mixer dans l'eau de cuisson (eau pour biberon) à laquelle vous pouvez ajouter un peu d'eau minérale plate. Mélangez avec l'huile. Si votre enfant refuse la cuillère, donnez-lui la bouillie au biberon. N'oubliez pas que téter est un besoin fondamental du nourrisson.

Deuxième semaine

Introduction des pommes de terre

Commencez avec une pomme de terre en robe des champs que vous éplucherez après la cuisson, et dont vous ajouterez 2 cuillères à café – en purée – à la bouillie de carottes à l'huile. La purée de pommes de terre est parfois collante. S'il le faut, rajoutez de l'eau minérale pour la liquéfier. Au cours de la semaine, augmentez progressivement la quantité de pommes de terre jusqu'à 70 g. Si cette bouillie carottes-pommes de terre-huile convient bien à votre bébé, vous pouvez, en l'espace de deux semaines environ, remplacer un biberon par cette bouillie.

> **Déjeuner :**
> *100 g de carottes + 50 g de pommes de terre + 1 cuillère à soupe d'huile.*
> Pour les plus gros appétits :
> *140 g de carottes + 70 g de pommes de terre + 1/2 cuillère à soupe d'huile.*

Troisième semaine

Introduction des fruits

Commencez avec des fruits de la région, des pommes par exemple. Il est vrai que, comme les carottes, les pommes constipent. Éventuellement, il faudra rajouter du lactose à la compote de fruits. Entre les repas – le matin ou l'après-midi – vous pouvez donner une pomme épluchée mélangée à un peu d'eau pour biberon et mixée.

Les bouillies à partir du 6e mois

Le premier jour, ne donnez que 2 à 3 cuillères à café de pomme mixée. Au cours de la semaine augmentez les quantités jusqu'à 100 g.
Si les pommes constipent trop l'enfant, vous pouvez donner d'autres types de fruits (poire, melon, framboises).

Quatrième semaine

En matière de céréales, le riz et le millet ont fait leurs preuves dans l'alimentation du nourrisson. Finement moulus puis cuites, ces deux céréales sont faciles à digérer. Le millet contient plus de fer que le riz et c'est une bonne source de constituants basiques.

Introduction des céréales

Commencez par 1 ou 2 cuillères à café légèrement bombées de farine de riz, mélangées à trois fois leur volume d'eau, et cuites deux minutes en remuant constamment. Si votre bébé le supporte bien, donnez les céréales avec les fruits. La quantité de farine sera progressivement augmentée jusqu'à 15 g à 20 g (1 à 2 cuillères à soupe bombées) avec la quantité d'eau correspondante (environ 130 ml d'eau pour 2 cuillères à soupe).
Après quatre à cinq semaines, vous pouvez remplacer un biberon entier de l'après-midi ou du soir par la bouillie fruits-céréales-huile.

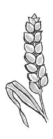

> **Dîner**
> 100 g de pommes + 2 cuillères à soupe de farine de céréale complète (riz) + 1 cuillère à soupe d'huile.
> Si le bébé supporte mal la combinaison céréales-fruits, donnez :
> L'après-midi :
> *100 g de pommes.*
> Le soir :
> *2 cuillères à soupe de riz + 1 cuillère à soupe d'huile.*

Si l'enfant a un gros appétit, vous pouvez lui donner davantage de bouillie en veillant bien à conserver les mêmes proportions entre les différents aliment.

La bouillie céréales-fruits-huile convient parfaitement comme petit-déjeuner ; on peut y ajouter encore une autre sorte de fruit comme la banane. Bananes et poires ne conviennent pas le soir : les bananes sont lourdes à digérer et les poires occasionnent des renvois qui peuvent troubler le sommeil de l'enfant ou l'empêcher de bien s'endormir.

Cinquième semaine

Introduction de la purée d'amandes

La cinquième semaine, on peut remplacer l'huile du matin et du soir par l'excellente purée d'amandes.

La purée d'amandes contient beaucoup de calcium, de précieuses protéines et d'acides gras insaturés. Dans une alimentation exempte de protéines d'ori-

Les bouillies à partir du 6e mois

gine animale comme celle du nourrisson, c'est une excellente source de calcium.

> La purée d'amandes peut être mélangée aux fruits ou à la bouillie fruits-céréales dont on aura réduit l'apport d'huile en conséquence*. La quantité de purée d'amandes sera augmentée jusqu'à 10 g (1 cuillère à soupe rase).

Sixième semaine

La purée d'amandes va être remplacée pour un tiers par la purée de sésame. Vous pouvez mélanger les deux purées dans la proportion indiquée et les conserver au réfrigérateur dans un pot en verre. Les purées d'amandes et de sésame n'ont pas la même composition : la seconde contient deux fois plus de calcium et deux fois plus de fer et d'acides gras polyinsaturés que la première. Du fait de son amertume, la purée de sésame ne peut se consommer seule, mais elle se marie parfaitement avec la douceur de la purée d'amandes. Vous trouverez ces deux produits dans les magasins de produits naturels et diététiques.

Parallèlement, vous pouvez introduire un deuxième fruit que vous donnerez avec la pomme ou la nouvelle bouillie du petit-déjeuner. Là aussi, vous augmenterez progressivement les quantités.

Introduction de purée de sésame non salée (tahin) et d'une deuxième sorte de fruit

---

* NdE. La purée d'amandes contient environ 50 % de matières grasses.

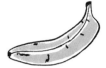

Petit-déjeuner
100 g de banane + 2 cuillères à soupe de riz + 1 cuillère à soupe de purée amandes-sésame.
Dîner
100 g de pommes + 2 cuillères à soupe de riz + 1 cuillère à soupe de purée amandes-sésame.
Si l'enfant ne supporte pas bien le mélange céréales-fruits :
Petit-déjeuner
2 cuillères à soupe de riz + 1 cuillère à soupe de purée amandes-sésame.
Dans la matinée
100 g de banane.
Dans l'après-midi
100 g de pommes.
Dîner
2 cuillères à soupe de riz + 1 cuillère à soupe de purée amandes-sésame.

Septième semaine

Introduction d'une deuxième céréale

Pour remplacer le riz du soir par une autre céréale, vous pouvez choisir entre le millet et l'avoine. Augmentez peu à peu les quantités pour arriver à 15-20 g (1 à 2 cuillères à soupe bombées). L'avoine contient beaucoup de fer, de protéines et un peu de matière grasse ; il faudra donc réduire quelque peu l'apport de matières grasses. L'avoine a l'avantage d'être vite cuite et de bien se digérer.

Les bouillies à partir du 6e mois

Huitième semaine

Dans la huitième semaine de diversification de son alimentation, votre enfant va faire connaissance avec un deuxième légume qui sera mélangé à la purée du repas de midi (celle aux carottes) à laquelle il est maintenant bien familiarisé. Augmenter chaque jour la quantité, cuillère par cuillère. Le chou-fleur et le fenouil conviennent très bien comme deuxième légume. Il est bon – dans le repas de légumes – d'associer toujours deux légumes avec les pommes de terre afin que les composés protéiques se complètent. Avec l'introduction du deuxième légume, le repas de midi de votre bébé contient trois sources de protéines.

Introduction d'un deuxième légumes

> À partir du huitième mois, la carotte ne doit plus être le seul légume.
> **Déjeuner**
> *70 g de carottes + 70 g de chou-fleur + 70 g de pommes de terre + 1 cuillère à soupe d'huile.*

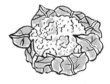

Planning pour les femmes qui allaitent encore

Ce planning ne diffère du précédent que par l'ordre dans lequel sont introduits les aliments.

Première et deuxième semaine

Introduisez comme indiqué précédemment la bouillie *carottes* + *huile* + *pommes de terre*.

Troisième semaine

Introduction d'un deuxième légume : le chou-fleur

L'association *carottes* + *chou-fleur* + *pommes de terre* + *huile* constitue un bon repas complet à midi.

Quatrième semaine

Introduction d'un fruit ou d'un troisième légume

Introduction d'un fruit en dessert ou en goûter (pomme), ou d'un troisième légume (avocat ou fenouil ; bien qu'étant un fruit, l'avocat jouera ici le rôle d'un légume).

Ce nouveau légume peut être donné en alternance avec les carottes. Ne rajoutez pas d'huile au repas les jours où l'avocat est au menu, car il contient suffisamment de matières grasses (50 g d'avocat contiennent 10 g à 12 g de corps gras mais peu d'acides gras insaturés). Rappelons qu'une cuillère à soupe d'huile de tournesol correspond à 10 g de corps gras dont 50 % sont des acides gras polyinsaturés.

Les bouillies à partir du 6e mois

Déjeuner
Carottes + chou-fleur + pommes de terre + 1 cuillère à soupe d'huile (70 g de chaque légume).
Alterner avec :
Fenouil + chou-fleur + pommes de terre + 1 cuillère à soupe d'huile.
ou
50 g d'avocat + chou-fleur + pommes de terre.

Cinquième semaine

Introduction d'un deuxième fruit que l'on donnera chaque jour en dessert (alterner avec le premier fruit), ou comme goûter : pomme le matin et banane l'après-midi par exemple.
Vous pouvez aussi introduire un quatrième légume, soit le fenouil, soit l'avocat selon celui qui a été introduit auparavant.

Introduction d'un deuxième fruit et d'un quatrième légume

Déjeuner
Voici quelques combinaisons possibles (50 g par légume) :
- *Fenouil + carottes + chou-fleur + pommes de terre + 1 cuillère à soupe d'huile.*
- Fenouil + avocat + chou-fleur + pommes de terre.
- Avocat + carottes + chou-fleur + pommes de terre.

Si vous n'avez pas encore donné de fruit, vous pouvez commencer à le faire la cinquième semaine. Si vous donnez les fruits au goûter, rajoutez-y de la purée d'amandes (1 cuillère à café pour 100 g). Pour un bébé «affamé», rajoutez un peu de purée d'amandes à chaque goûter. Plus tard, vous préparerez un mélange de purée d'amandes et de purée de sésame.

Vous arrivez à la dernière étape du sevrage, il ne vous reste plus qu'à introduire les céréales. Vous trouverez les autres ingrédients entrant dans la composition des repas aux céréales pages 63 et 66 (quatrième et septième semaine).

Les collations à la demande

Le matin :
Compote de fruits nature.
L'après-midi :
Compote de fruits avec un peu de purée d'amandes.

Deux délicieux goûters

Lait d'amandes à la banane : *1 cuillère à soupe de purée d'amandes + 1 banane + 125 ml à 250 ml d'eau pour biberon.*
Lait de riz et d'amandes à la banane : *1 cuillère à soupe de purée d'amandes + 1 banane + 250 ml de lait de riz.*

Si votre enfant a déjà quelques dents, vous pouvez lui proposer de petites choses à grignoter entre les repas : des petits morceaux de fruits épluchés, des

Les bouillies à partir du 6e mois

galettes de riz nature (sans sel, ni sucre), des biscuits non sucrés (vérifiez les ingrédients et les céréales qu'ils contiennent, et reportez-vous au tableau ci-dessous pour savoir ce que bébé peut manger).

La plupart des nourrissons prennent au moins trois à quatre repas par jour. S'ils ont de l'appétit, cela peut même aller jusqu'à cinq ou six. Le seul impératif est de laisser s'écouler au moins deux heures entre chaque repas.

Si votre bébé mange relativement peu à chaque repas, ou s'il grossit trop vite, réduisez l'apport de matières grasses et, si nécessaire, de glucides (pommes de terre, céréales). Vous saurez après avoir un peu tâtonné ce dont votre bébé a besoin pour être rassasié.

Conseil pratique

C'est dans les couches de votre enfant que vous pouvez vérifier s'il mange et boit suffisamment : elles doivent toujours être mouillées. Uriner souvent permet au petit organisme en pleine croissance d'éliminer tous les déchets de son métabolisme.

Exemples de menus journaliers après le sevrage

Le petit-déjeuner (8 heures)
Bouillie banane-riz à la purée d'amandes et de sésame.

Le goûter (11 heures)
Compote de pêches ou d'un autre fruit de saison (à partir du 9e mois) éventuellement avec un peu de purée d'amandes.

Le déjeuner (13 heures)
Purée de fenouil, carottes, chou-fleur, pommes de terre et huile (à laquelle on ajoutera une à deux fois par semaine, à partir du 10e mois, un jaune d'œuf cuit).

Le goûter (16 heures)
Fraises ou autre fruit de saison (à partir du 9e mois).

Le dîner (19 heures)
Bouillie millet-pomme à la purée d'amandes et de sésame.

Les bouillies à partir du 6e mois

Les aliments pouvant être consommés jusqu'au 1er anniversaire

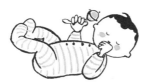 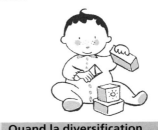

Au démarrage du sevrage	Quand la diversification est bien avancée
Céréales	**Céréales**
Céréales complètes, finement moulues et cuites	*Céréales complètes, finement moulues et cuites*
❱ riz, millet, sarrasin[8], amarante, quinoa, maïs (polenta) (sans gluten) ❱ avoine, orge	❱ pain complet
Légumes	**Légumes**
Légumes crus ou cuits à l'étouffée ❱ carotte ❱ pomme de terre (bouillies puis épluchées) ❱ chou-fleur, fenouil ❱ courgette, tomate, panais ❱ avocat (apporte des matières grasses) ❱ légumes crus au plus tard à partir du 10e mois. Peuvent être consommés sous forme de jus : fraîchement pressés, ils sont très digestes. ❱ aromates frais ou séchés	*Légumes crus ou cuits à l'étouffée* ❱ poivron rouge (provoquent parfois un érythème fessier) ❱ chou-rave (peut donner des ballonnements) ❱ légumineuses à partir du 10e mois : germées, cuites, et écrasées ou mixées, avec de la sarriette pour faciliter la digestion. À introduire de préférence après le 1er anniversaire. Pour une utilisation optimale des protéines, associer céréales et légumineuses (par exemple : lentilles avec riz ou millet).
Fruits	**Fruits**
Fruits crus ❱ pomme, banane, poire ❱ melon, framboises	*Fruits à partir du 9e mois* ❱ fraises ❱ pêche

Note 8 : voir page suivante.

Mon bébé bio

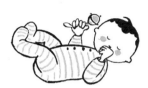 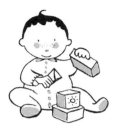

Au démarrage du sevrage	Quand la diversification est bien avancée
Matières grasses	**Matières grasses**
Huiles vierges non chauffées ◗ huile de tournesol, de sésame, de soja, de germes de maïs, de colza, d'olive ◗ purée de sésame, d'amandes, de noix de cajou	Graisses animales ◗ beurre ◗ la crème fraîche augmente l'apport énergétique et facilite les préparations culinaires. Elle contient beaucoup de matières grasses mais seulement des traces de protéines animales.
Boissons	**Boissons**
Boissons non sucrées, sans nitrates et pauvres en sodium ◗ eau de source, eau minérale ◗ infusions à base de fruits ou de plantes ◗ Brottrunk (1 cuillère à soupe dans la bouillie)	◗ les jus de fruits contenant du fer (raisin, sureau) peuvent être mis dans les compotes de fruits à partir du 8e mois (2 cuillères à café pour 100 ml de nourriture) ◗ à partir du 10e mois, jus fraîchement pressés puis dilués (par exemple du jus de carottes dilué à 50 %)

---

8. Le sarrasin est relativement riche en fluor. Préparation : faire cuire 1 cuillère à soupe de sarrasin dans 150 ml d'eau, puis laisser gonfler 10 minutes. Le sarrasin se sert avec des fruits et de la purée amandes-sésame. Certaines céréales (avoine, orge, blé, seigle, etc.) contiennent du gluten qui peut déclencher des allergies ou des intolérances chez l'enfant de moins de 6 mois. Le gluten peut également être à l'origine de maladies intestinales chroniques comme la maladie cœliaque qui se traduit par une diarrhée permanente et un grand besoin de boire. L'avoine et l'orge exceptés, nous déconseillons les céréales contenant du gluten avant le premier anniversaire de l'enfant.

Les bouillies à partir du 6e mois

Les aliments d'origine animale

▶ **La viande bouillie : volaille, mouton**
D'un point de vue diététique, il n'est pas indispensable de consommer de la viande : 20 g de viande deux fois par semaine suffisent amplement à couvrir les besoins – et c'est un maximum. Manger trop de viande, donc trop de protéines, nuit à la santé. L'eau de cuisson de la viande sera toujours jetée. Ne pas donner de viande grillée.

▶ **Le jaune d'œuf**
À partir du 10e mois, si le bébé ne mange pas de viande, il est bon de lui donner du jaune d'œuf, qui apporte de la vitamine B 12 et du fer. N'utiliser que le jaune et l'écraser dans le repas de midi.

À partir de cet âge, vous pouvez tout doucement habituer votre enfant à manger à la table familiale. Mais veillez toujours à très peu sucrer, saler ou épicer les plats. Si votre enfant n'a jamais consommé de légumes crus, commencez à lui en faire goûter. Fruits et légumes frais et crus doivent être présents à tous les repas.

Les aliments à éviter la première année

Céréales	Le seigle, difficile à digérer. Le blé, qui peut déclencher des allergies cachées (problèmes d'estomac ou d'intestins, éruptions cutanées); l'épeautre, le blé vert, le blé dur, et les produits à base de farine.
Fruits	Les agrumes.
Légumes	Les poivrons jaunes et verts, les épinards et tous les légumes riches en nitrates et en acide oxalique (NDE : notamment laitue, betterave rouge, radis, oseille).
Matières grasses	Les huiles chauffées, la margarine.
Boissons	Les boissons sucrées, les jus purs, le cacao.
Pour sucrer	Le sucre, les édulcorants, les substituts du sucre, le miel.
Aliments d'origine animale	La viande de porc et de bœuf, le gibier (risque de métaux lourds), les volailles congelées (risque de salmonelles), la viande grillée, la charcuterie, le lait de vache, le yaourt, le fromage blanc, le fromage, le blanc d'œuf).
Divers	Le sel, les épices, les aliments rôtis, frits ou grillés, les noisettes, les cacahuètes.

Les bonnes associations

(valables également pour les enfants plus âgés et le adultes)

Bonnes sources de protéines végétales	Certains aliments végétaux se marient bien : ▶ Céréales et fruits secs oléagineux (par exemple : purée d'amandes ou de sésame); ▶ Céréales et graines germées; ▶ Céréales et légumineuses;

Les bouillies à partir du 6e mois

- Céréales et légumes ;
- Légumes et légumineuses (par exemple 50 g de maïs doux + 50 g de haricots blancs) ;
- Germes divers ;
- Mélange de légumes : par exemple un légume-racine (carotte, pomme de terre) + un légume poussant au-dessus du sol (tomate, chou-fleur) + un légume-feuille.

Des associations d'aliments d'origines végétale et animale sont également possibles :
- 1 œuf et 100 g de pommes de terre ;
- 1 œuf et 50 g de soja ;
- 1 œuf et des céréales (30 g de blé) ;
- 1 œuf et 100 g de haricots ;
- Pour ceux qui consomment du lait de vache :
200 ml de lait et des céréales (70 g de blé, 150 g de seigle) ;
200 ml de lait et 200 g de pommes de terre.

Bonnes associations dans une alimentation végétarienne

Les repas principaux riches en protéines

- La viande et le poisson étant acidifiants, ils doivent être accompagnés de légumes cuits à l'étouffée et de pommes de terre qui, eux, donnent naissance à des bases. Étant donné que 80 % de l'alimentation devrait être basique et 20 % acide, la portion de légumes, de fruits et de céréales doit être la plus importante.

- La viande, le poisson et les œufs fournissant beaucoup de protéines, il ne faut les associer ni entre eux, ni avec d'autres sources de protéines (telles que les légumineuses, le lait ou les produits laitiers). Par principe, ne donnez pas souvent d'aliments d'origine animale, et limitez-en la quantité.

Mon bébé bio

▶ Pour les repas sans viande, les légumineuses germées sont de bonnes sources de protéines, qui se marient bien avec les pommes de terre.

▶ Les repas végétariens à base de pâtes ou de riz, non accompagnés de légumineuses, peuvent se terminer par un yaourt nature, qui complétera l'apport en protéines. Le fromage blanc, lui, est un vrai concentré de protéines, source d'acidité.

Recettes jusqu'au 10e mois

Dans les recettes qui suivent, les fruits, légumes et céréales sont interchangeables.

Jusqu'au 10e mois

▶ Le moins de variété possible.
▶ Céréales : riz, millet, avoine, orge, quinoa, semoule de maïs (polenta), amarante.
▶ Légumes : pomme de terre, carotte, chou-fleur, fenouil, avocat, courgette, tomate.
▶ Fruits : pomme, poire, banane, melon, framboises.

Petit-déjeuner, dîner ou collation

Lait d'amandes aux fruits (à partir du 5e mois)

125 ml d'eau pour biberon, fruits (1 banane le matin ou 1 pomme le soir, ou d'autres fruits), 1 c. à soupe de purée d'amandes et 1/2 c. à café de purée de sésame (tahin).

Mixer tous les ingrédients et faire tiédir au bain-marie si besoin est.

Les bouillies à partir du 6e mois

Le lait d'amandes accompagné d'une pomme peut tenir lieu de repas du soir si le bébé a déjà eu son troisième repas principal en fin d'après-midi. Vous pouvez alors supprimer la purée de sésame et/ou réduire la dose de purée d'amandes. Trop lourde à digérer, la banane ne convient pas le soir. Quant à la poire, elle occasionne des renvois et peut provoquer des troubles du sommeil (difficulté à s'endormir, nuits agitées).

> **Lait de farine de céréales fraîchement moulue aux amandes (à partir du 5e mois)**
>
> *Au moins 130 ml d'eau pour biberon, 15 g à 20 g de céréales finement moulues (riz, millet, avoine ou sarrasin)9, 100 g de fruits (voir plus haut), 10 g de purée amandes-sésame10.*
>
> Cuire les céréales 2 minutes sans cesser de remuer. Mixer tous les ingrédients.

Repas principal

S'il a beaucoup d'appétit, le nourrisson de plus de 6 mois peut manger une double portion de céréales (augmenter les quantités d'eau et de fruits en proportion).

Les nourrissons plus âgés peuvent consommer un mélange de céréales : millet et avoine, sarrasin et avoine (le millet contient beaucoup de fer ; l'avoine du fer et des protéines ; le sarrasin du fluor).

---

9. 10 g de céréales = 1 cuillère à soupe légèrement bombée.
10. 10 g de purée = 1 cuillère à soupe rase.

Lait de riz aux amandes

1/8 l lait de riz, 100 g de fruits, 1 c. à soupe de purée d'amandes, 1/2 c. à café de purée de sésame.

Mixer tous les ingrédients en purée et faire tiédir au bain-marie si besoin.

Bouillie légumes-pommes de terre-matière grasse (200 g)

140 g de légumes : 70 g de fenouil, 70 g de chou-fleur, 70 g de pommes de terre en robe des champs, 1 c. à soupe d'huile de tournesol vierge ou 10 g de beurre.

Cuire le fenouil et le chou-fleur à l'étouffée dans un peu d'eau pour biberon. Cuire les pommes de terre en robe des champs puis les éplucher. Mixer les légumes puis y ajouter les pommes de terre écrasées. Ajouter l'huile de tournesol ou le beurre. Bien mélanger.

Bouillie légumes-céréales-matière grasse (200 g)

140 g de légumes (par exemple : 70 g de carottes, 70 g de tomates), 15 g de millet, 1 c. à soupe d'huile de tournesol vierge ou 10 g de beurre.

Cuire les carottes et les tomates à l'étouffée dans un peu d'eau pour biberon. Cuire le millet dans 130 ml d'eau. Mixer les légumes et y incorporer le millet et l'huile de tournesol ou le beurre, puis remuer. Si la peau est difficile à mixer, peler la tomate.
À partir du 10e mois, il est possible de préparer de la purée de tomate crue.

Les bouillies à partir du 6e mois

Comme légume, on peut aussi choisir des courgettes, des poivrons, du chou-fleur ou du fenouil. Comme céréale, du riz, de l'avoine ou du quinoa, pour n'en citer que quelques-unes.

> ### Bouillie fruits-céréales-purée d'amandes (200 g)
>
> *15 g à 20 g de gruau d'avoine finement moulu, 10 g de purée amandes-sésame, 100 g de banane + poire (l'après-midi) ou 100 g de pommes + fraises (le soir).*
>
> Cuire les céréales dans 130 ml d'eau sans cesser de remuer. Mixer tous les ingrédients.

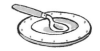

La vitamine C des fruits favorise l'assimilation du fer des céréales. Si l'enfant a un grand appétit, vous pouvez mettre 3 à 4 cuillères à soupe de farine en plus et augmenter l'eau et les fruits en proportion.

Recettes à partir du 10e mois

▶ Fruits : votre bébé peut désormais digérer une grande variété de fruits : ananas, abricots, mûres, fraises, figues, framboises, cerises, kiwis, mandarines, melon, mirabelles, brugnons, pêches…

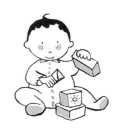

▶ Légumes : vous avez maintenant la possibilité d'introduire des légumes crus comme le poivron rouge, le chou-rave, le brocoli et autres légumes faciles à digérer, et de faire goûter au bébé les légumineuses germées. Les légumineuses cuites doivent toujours être mixées et assaisonnées à la sarriette, qui facilite la digestion.

❱ Deux fois par semaine au maximum, vous pouvez ajouter au repas principal un jaune d'œuf cuit ou 20 g de viande mixée :
100 g de légumes + 50 g de pommes de terre + 20 g de viande + 1 c. à soupe d'huile végétale.

❱ Habituer progressivement l'enfant à la cuisine familiale.

Bouillie fruits-céréales-crème fraîche (200 g)

15 g à 20 g d'orge mondé finement moulu, 1 petite pomme râpée fin (qui peut être remplacée par des framboises ou des fraises), 1 c. à café de crème fraîche, 1 c. à café de fruit sec oléagineux en poudre (noix, noix de cajou, noix de pécan, amandes).

Cuire les céréales dans 130 ml d'eau sans cesser de remuer. Bien mélanger tous les ingrédients.

Polenta au poivron et à la sauce tomate (200 g)

20 g de semoule de maïs (polenta), 70 g de poivron, 70 g de tomate.

Cuire la polenta dans de l'eau. Cuire le poivron à l'étouffée et le mixer, ou le laisser cru et le hacher très finement avant de l'incorporer à la polenta. Rajouter les tomates en purée.

Les bouillies à partir du 6e mois

Crudités pommes-carottes (200 g)

1/2 pomme finement râpée, 1/2 carotte mixée ou râpée très fin, 1 c. à café de crème fraîche, 1 c. à café d'huile.

Bien mélanger tous les ingrédients et, éventuellement, ajouter quelques raisins secs mixés.

Purée de lentilles

10 g à 20 g de lentilles, sarriette, 1 pomme de terre, 1 carotte, 1 c. à café de crème fraîche, 1/2 c. à café d'huile.

Bien cuire les lentilles avant de les réduire en purée. Cuire les pommes de terre en robe des champs, les éplucher et les couper en petits dés. Cuire les carottes à l'étouffée puis les couper en petits morceaux. Ajouter tous ces ingrédients aux lentilles. Assaisonner éventuellement avec du fenouil en poudre et/ou du basilic, de l'estragon ou de la sarriette.

Salade composée au quinoa et aux crudités

20 g de quinoa, 1/2 pomme, 1/2 carotte râpée fin, 1 c. à café de poudre ou de purée de noix ou d'amandes, 1 c. à café d'huile, 1/4 de c. à café de ferment de céréales type Bio-ferment (voir page 16).

Plonger le quinoa dans 130 ml d'eau et couvrir. Cuire 15 minutes à feu doux, en remuant de temps à autre. Incorporer 5 g ou 10 g de raisins secs et laisser gonfler encore 5 minutes, dans la casserole couverte. Laisser refroidir un moment puis ajouter les autres ingrédients.

Ce plat sera apprécié par toute la famille.

Recette pour toute la famille

200 g de quinoa, 1/2 l d'eau, 50 g de raisins secs, 1 pomme, 1 carotte, 100 g de fruits secs oléagineux (noix, noisettes, amandes), 4 c. à soupe d'huile.

Procéder de la même façon que dans la recette précédente. Pour les enfants plus âgés et les adultes, on peut ajouter du poireau ou des oignons crus et 2 c. à soupe de menthe hachée menu, plus 2 c. à café de zeste d'orange.

Soja vert (haricot mung)

10 g à 15 g de soja vert, sarriette, livèche (céleri sauvage), 1 pomme de terre, 70 g de légumes (brocoli, chou-rave, carottes), 1 c. à café de crème fraîche, 1/2 c. à café d'huile.

Laver le soja et faire tremper 8 à 12 heures dans l'eau. Le cuire 1 heure dans cette même eau avec de la sarriette et de la livèche. Mixer. Faire cuire la pomme de terre et l'écraser, cuire les légumes à l'étouffée puis les couper finement. Mélanger au soja mixé.

Les bouillies à partir du 6e mois

Haricots blancs

10 g à 15 g de haricots blancs, sarriette, basilic, livèche (céleri sauvage), 15 g de semoule de maïs (ou 1 pomme de terre), 100 g de légumes cuits à l'étouffée (chou-fleur, carottes ou poivron) et écrasés, 1 c. à café de crème fraîche, 1/2 c. à café d'huile.

Laver les haricots blancs puis les faire tremper 8 à 12 heures dans l'eau. Jeter l'eau du trempage et les cuire avec de la sarriette, du basilic et de la livèche, jusqu'à ce qu'ils soient bien moelleux. Les réduire en purée. Cuire la pomme de terre ou la semoule de maïs, cuire les légumes à l'étouffée, les couper finement et incorporer le tout à la purée de haricots.

Les laits infantiles et les petits pots de l'industrie

Depuis que l'industrie a mis sur le marché les laits infantiles, allaiter n'est plus guère « à la mode ». Des campagnes publicitaires coûteuses et ciblées ont réussi à convaincre les mères, les médecins et les sages-femmes que ces produits industriels et artificiels étaient aussi bons que le lait de la maman. Des échantillons gratuits sont distribués aux cliniques et aux médecins, jusque dans les pays du tiers monde★. Les substituts au lait maternel continuent à se propager, et l'allaitement est relégué à l'arrière-plan.

Pourtant, depuis dix ans déjà, une réglementation de l'OMS oblige les fabricants à limiter considérablement leur publicité. Mais bon nombre d'entre eux passent outre et, dans certains pays, ils vont jusqu'à envoyer aux mamans des brochures qui dénigrent l'allaitement et mettent au premier plan les laits en poudre.

Un lait industriel n'est jamais aussi sain que le lait maternel.

▶ Il est interdit de distribuer des échantillons gratuits ;

★ NdE. En France, ces pratiques ne sont interdites par la loi que depuis février 1999, en application d'une directive européenne de mai 1991, et d'une loi votée par le Parlement en juin 1994, dont le décret d'application n'a été promulgué qu'en juillet 1998 (avec un délai de grâce supplémentaire de 6 mois). Il aura donc fallu 8 ans pour que notre pays se décide à appliquer cette directive !

▶ Les fabricants n'ont pas le droit de présenter le visage souriant d'un bébé sur leurs emballages ;
▶ Les emballages de lait pour bébé doivent clairement mentionner que l'allaitement est le moyen idéal de nourrir son enfant (ce qui est souvent écrit en tout petits caractères, ou présenté de telle manière qu'on est tenté de croire que le lait de substitution a la même valeur que le lait maternel).
Malgré toutes ces réglementations, les campagnes publicitaires des industriels restent toujours aussi efficaces. Alors que 2% à 5% seulement des nourrissons ne peuvent pas être allaités (et sont donc nourris au lait premier âge), un pourcentage bien plus élevé de mamans optent pour le biberon dès la naissance, souvent encouragées par le personnel de l'hôpital.

D'après les chiffres de l'UNICEF, un million et demi d'enfants meurent chaque année dans le tiers monde faute d'avoir été allaités. Dans le lait premier âge, certaines substances immunitaires vitales (présentes dans le lait maternel) font défaut, et les enfants souffrent de diarrhées ou de maladies respiratoires.

L'alimentation au biberon avec les laits infantiles

On appelle laits premier âge les laits en poudre pour nourrissons que l'on peut donner dès la naissance. À base de soja ou de lait de vache, ils se répartissent en deux catégories[11] :

Les laits infantiles et les petits pots de l'industrie

1. Les aliments pour nourrissons à base de lait de soja

Ils peuvent, comme ceux à base de lait de vache, déclencher des allergies. Il faut savoir que 25 % des nourrissons souffrant d'une allergie aux protéines de lait de vache sont également allergiques aux laits de soja. Par ailleurs, si le lait de soja est dépourvu de lactose, il est important d'en ajouter. Quant aux autres boissons au soja, elles sont totalement proscrites dans le biberon.

2. Les aliments pour nourrissons à base de lait de vache

> ▶ Ils peuvent être donnés dès la naissance ;
> ▶ Leur valeur nutritionnelle se rapproche de celle du lait maternel (qualitativement et quantitativement) ;
> ▶ Comme le lait maternel, ils contiennent comme glucide principalement du lactose ;
> ▶ Ils sont nourrissants mais légers ;
> ▶ Contrairement aux autres laits infantiles, on peut en donner à volonté les quatre premiers mois, sans craindre de suralimentation.

Les laits « Pré »*

---

11. De par la loi, les laits de chèvre et de jument ne peuvent porter l'appellation lait premier âge, c'est pourquoi nous n'en parlerons pas dans ce chapitre (se reporter au chapitre 2 : Alimentation du 1er au 6e mois, et aux paragraphes sur le lait de jument et le lait de chèvre, pages 36 à 40).

* NdE. Ces laits sont notamment destinés aux enfants prématurés ou de faible poids à la naissance.

Les laits premier âge

- Ils peuvent être donnés dès la naissance ;
- Ils n'ont pas la qualité du lait maternel, bien qu'ils en respectent la composition (proportions) ;
- Ils contiennent d'autres glucides que le lactose (sucre, amidon, maltodextrine), bien moins digestes pour le bébé. Ces sucres mal digérés peuvent entraîner des fermentations indésirables dans le gros intestin ;
- Ils contiennent des protéines du lait de vache non modifiées ; ces protéines étrangères peuvent déclencher des allergies et/ou des intolérances ;
- Le lait a une consistance crémeuse et épaisse ;
- Leur valeur énergétique est équivalente à celle des laits « Pré » ;
- Comme tous les laits infantiles, ils sont dépourvus de substances immunogènes et d'immunoglobuline A (IgA).

Les laits deuxième âge (ou laits de suite)

- Ces laits sont en réalité totalement superflus ;
- Il ne faut les donner, si l'on y tient vraiment, qu'à partir du 5e mois ;
- Ils ne sont pas indispensables puisque les laits premier âge conviennent jusqu'à l'âge de 1 an, et que l'on peut commencer à diversifier progressivement l'alimentation à partir du 5e mois.

Les laits infantiles et les petits pots de l'industrie

Les laits HA (hypoallergéniques)

- Ils sont destinés (pas seulement) aux enfants sujets aux allergies ;
- Ils sont pauvres en allergènes ;
- Ils préviennent les allergies chez l'enfant présentant un terrain allergique hérité de ses parents ;
- Leurs protéines sont partiellement scindées en leurs constituants (partiellement hydrolisées, donc pauvres en allergènes) ;
- Ils sont très proches du lait maternel ;
- Ils ne contiennent pas de substances immunogènes ni d'immunoglobuline A ;
- Ils ne sont pas adaptés en cas d'allergie au lait de vache déjà déclarée.

Il existe actuellement un certain nombre de laits hypoallergéniques sur le marché. Sachant que l'un d'entre eux contient du collagène de porc, la vigilance est de mise : lisez toujours la composition, même pour ce type de lait.

Les particularités du lait hypoallergénique

- Le nourrisson peut en boire aussi souvent et autant qu'il veut (en respectant les proportions indiquées) ;
- Les selles sont souvent verdâtres, pâteuses et malodorantes (signe que le lait, dans ce cas, est mal supporté) ;
- D'après les études réalisées sur ce sujet, les laits hypoallergéniques déclenchent aussi rarement des allergies que le lait maternel. Ils en déclenchent beaucoup plus rarement que les autres laits pour nourrissons.

Certains aliments de régime ne doivent pas être donnés en cas de diarrhées. Ils contiennent des protéines de lait de vache et ne sont donc pas anti-allergiques (en accord avec le pédiatre, on peut recourir à une solution de réhydratation et/ou procéder à un lavement intestinal).

On trouve également dans le commerce des petits pots de bouillies totalement hypoallergéniques, pour prévenir les allergies chez l'enfant de plus de 5 mois. Mais n'est-il pas bien plus sensé de préparer soi-même les repas de son enfant avec des produits de l'agriculture biologique ? En revanche, les petits pots peuvent rester une solution de dépannage en voyage, lorsqu'on est dans l'impossibilité de faire la cuisine soi-même.

Les laits hydrolysés
> ▶ Ils contiennent des protéines très hydrolysées (décomposées) ;
> ▶ Ils sont utilisés en prévention pour les enfants présentant un terrain allergique.

Avant d'utiliser un lait infantile en poudre, étudiez-en toujours la composition car on y découvre parfois des substances indésirables, comme le collagène de porc mentionné plus haut. Par ailleurs, si le lait industriel contient déjà de la vitamine D, n'oubliez pas de la déduire de la dose journalière prescrite par le pédiatre.

Pour des raisons diététiques et hygiéniques, ne préparez jamais de boisson lactée de votre cru. Si vous

Les laits infantiles et les petits pots de l'industrie

ne pouvez pas allaiter, choisissez le lait de chèvre ou de jument si possible adapté, et si vous n'en trouvez pas, recourez au lait hypoallergénique. Pour compléter ce dernier, il est conseillé de donner au bébé des ferments lactiques.

Généralités concernant l'alimentation au biberon

Comme les quantités préconisées sur les paquets sont souvent excessives, vous pouvez les réduire si vous constatez que l'enfant prend trop de poids (la prise de poids par semaine fluctue entre 150 g et 250 g, mais la moyenne doit se situer autour de 200 g). Un enfant trop nourri souffre toute sa vie de ce surplus qui favorise l'accumulation de gras dans les tissus. Par ailleurs, tout son organisme, y compris le système digestif et les reins, est surchargé de travail.

Les doses indiquées sur les emballages sont souvent trop élevées.

Malgré les promesses de nombreux fabricants, les cuillères fournies dans les paquets sont souvent trop grosses et favorisent le surdosage.

Grosses cuillères : gros bébés

À partir de la 6e semaine, vous pouvez donner des vitamines sous forme de jus : 2 cuillères à soupe de jus (carotte ou pomme) par biberon, du jus bien frais et non pas du jus industriel. Ne mélangez pas les goûts, introduisez les différents jus chacun leur tour (un par semaine).

Les laits en poudre contenant trop peu de lactose peuvent constiper l'enfant. Si c'est le cas de votre lait, pensez à rajouter un peu de lactose dans le biberon. Procédez de même pour tous les produits que votre bébé doit prendre (ferments lactiques, par exemple).

Si vous avez choisi une marque, n'en changez pas. Renoncez aux nouveaux essais à la fin de chaque paquet !

Les laits deuxième âge, conseillés à partir de 4 mois (ce qui correspond en fait au début du 5e mois), n'ont pas leur utilité, puisqu'à cet âge on peut déjà commencer à diversifier l'alimentation.

Rappelons que l'eau du robinet, bien souvent polluée (nitrates, pesticides, germes, plomb et cuivre provenant des canalisations), ne convient pas à la préparation des aliments pour le nourrisson.

Les germes dans les laits infantiles

Le lait en poudre est un substrat idéal pour les bactéries, entre autres celles qui provoquent les diarrhées. Dès qu'il est dilué les bactéries peuvent s'y développer sans obstacle.

Pour éviter les infections

> ▶ Préparez le biberon au tout dernier moment ;
> ▶ Ne laissez pas traîner le biberon à la chaleur ;
> ▶ Ne réchauffez jamais les restes ;
> ▶ Veillez à l'extrême propreté des tétines, des biberons et de tout le matériel de préparation, que vous ferez bouillir cinq minutes après chaque utilisation.

Les laits infantiles et les petits pots de l'industrie

Aliments industriels à base de laits de vache

Inconvénients du lait industriel à base de lait de vache

- Les protéines des produits au lait de vache déclenchent souvent des allergies ;
- D'après le biochimiste Udo Pollmer, le diabète de type 1 pourrait être imputable à la consommation de protéines du lait de vache dans les six premiers mois de la vie. Irrité, le système immunitaire du nourrisson contre-attaque et détruit ses propres protéines, notamment celles qui produisent l'insuline. Ce risque n'existe pas, semble-t-il, si l'on consomme du lait de jument maternisé ;
- Les éléments essentiels à la formation optimale d'une flore intestinale de qualité et du système immunitaire sont absents des laits industriels ;
- Bien que la composition en éléments nutritifs soit calquée sur celle du lait maternel, elle est loin d'être identique ;
- Les laits en poudre à base de lait de vache peuvent entraîner une suralimentation et une surcharge du jeune organisme ;
- L'assimilation des vitamines et des minéraux n'est pas aussi bonne qu'avec le lait maternel ;
- Ces laits ne sont pas écologiques. D'une part leur fabrication nécessite beaucoup de temps, d'eau, d'électricité, d'emballages et de matières premières, d'autre part, elle génère des quantités de déchets de toutes sortes*.

* NdE. Par ailleurs, dans les élevages industriels, les conditions de production sont très anti-écologiques (suralimentation, confinement à l'étable, antibiotiques, etc.).

Les mères qui craignent que l'allaitement n'entrave leur liberté doivent toujours garder à l'esprit l'extrême importance de ces quelques mois pour la vie

La période d'allaitement est relativement courte comparée à la vie à venir de l'enfant.

de leur enfant : jamais plus elles n'auront l'occasion de lui faire un présent d'une telle valeur ! Car non seulement l'allaitement a des effets bénéfiques sur la santé physique et psychique du nourrisson, mais il aura encore des répercussions bénéfiques toute sa vie.

Dans le cas où vous ne seriez pas en mesure d'allaiter, ne reculez pas devant la dépense que représente le lait de jument ou le lait de chèvre (adaptés) : ce sont les meilleures alternatives au lait maternel et la meilleure protection contre les maladies.

Que penser des légumes en petits pots ?

Pour avoir un enfant en bonne santé, l'idéal est de lui préparer vous-même tous ses repas. Si vous avez un empêchement, ou si vous êtes prise par le temps, vous pouvez, à titre exceptionnel, avoir recours aux petits pots. Le petit pot se justifie aussi pour les tout premiers repas à la cuillère : pourquoi perdre du temps à cuire à l'étouffée deux cuillères à café de carottes, alors que votre enfant n'en avalera qu'une (au grand maximum) et que l'autre lui servira à barbouiller son visage, ses vêtements ou la table ? Certains enfants ont besoin de plusieurs semaines pour s'habituer à cette nouvelle et étrange façon de manger. Armez-vous de patience et ne laissez pas le découragement vous gagner, même si votre bébé n'avale que très peu de bouillie ou de liquide les premiers temps. En revanche, dès qu'il a appris à manger à la cuillère, préparez-lui bien vite des repas frais.

Les laits infantiles et les petits pots de l'industrie

Voici quelques conseils si vous souhaitez acheter des petits pots : presque tous les fabricants indiquent un âge trop précoce sur leurs étiquettes, même dans les magasins de produits naturels. On fait croire aux mamans, à tort, que les jus et les infusions peuvent être donnés à partir de la 4e ou 6e semaine, les bouillies et autres petits pots à partir du 3e ou 4e mois.

La gamme d'aliments pour nourrisson est très variée, et les combinaisons de légumes en petits pots très diverses. Non seulement les mamans commencent souvent trop tôt, mais elles introduisent aussi trop de produits différents en l'espace de peu de temps.
Pourtant, les premiers mois, le système digestif du nourrisson n'est adapté qu'au lait de sa mère. Diversifier l'alimentation ne prend son sens qu'à partir du 5e mois au plus tôt, voire du 6e ou 7e mois, si vous allaitez. Au début de sa vie, le bébé n'a pas besoin de menus variés. Ce n'est que vers 6 mois que son système digestif est suffisamment développé pour supporter et digérer des aliments « étrangers ».

> **Important**
> Plus tôt on introduit une grande variété de légumes, plus les problèmes de santé ou d'allergies sont fréquents, même chez un enfant qui n'y semblait pas prédisposé.

Seules les mamans ne pouvant pas allaiter le bébé entièrement jusqu'au 5e ou 6e mois pourront donner des vitamines et d'autres compléments (jus de

carottes ou de pommes) à partir de la sixième semaine, à condition qu'elles préparent elles-mêmes les repas. Les autres bébés n'ont pas besoin d'apports supplémentaires les six premiers mois (de l'eau ou une infusion suffisent comme boissons).
Pour les premiers repas à la cuillère, peu importe la variété, l'important, c'est la digestibilité.

 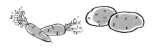

1re semaine	2e semaine	3e semaine
Carottes	Carottes et pommes de terre	Chou-fleur et pommes de terre

Ensuite, ce sera plus difficile car la plupart des petits pots contiennent plus de trois ingrédients.

Important

Ne proposez à votre enfant des plats composés que lorsque vous lui aurez fait goûter les légumes, les fruits et les céréales qu'ils contiennent un par un.

Tous les petits pots contiennent trop peu de matière grasse végétale et d'acides gras insaturés. Il faut leur *ajouter* de l'huile. Ce manque de corps gras dans les petits pots deviendra encore plus crucial lorsque les fabricants respecteront les nouvelles normes européennes limitant le taux de graisses dans les bouillies lactées (réglementation du

Les laits infantiles et les petits pots de l'industrie

1er avril 1999). Un décret de l'Union européenne interdit désormais d'utiliser du lait complet (trop gras) pour la préparation des bouillies, et préconise le lait écrémé. De ce fait, les petits pots contiendront encore une substance essentielle de moins !

Les petits pots contiennent trop peu de matière grasse végétale.

> **Remarque**
> Souvenez-vous que les nourrissons ont besoin de beaucoup de matières grasses : n'en soyez pas avares !

Que contiennent les aliments pour nourrissons ?

Souvent les petits pots pour bébés contiennent des ingrédients indigestes (oignons, petits pois...). On voit même, et c'est nouveau, des produits au yaourt ou au fromage blanc ! Par ailleurs, on trouve dans de nombreux pots du sel (chlorure de sodium), des épices, du lait (protéines de lait), et des produits sucrants sous des formes très variées (sucre, miel, dextrose, maltose, amidon modifié provenant des céréales…). Avant d'acheter les petits pots, vérifiez leur composition et proscrivez ceux contenant ces ingrédients, *ils ne conviennent pas* à un enfant de moins de 1 an.

Certains petits pots contiennent du yaourt ou du fromage blanc, aliments que les nourrissons ne supportent généralement pas bien. Le yaourt peut provoquer une acidification, et le fromage blanc est un concentré de protéines également trop acidifiantes pour les reins du nourrisson. Par chance, les bébés recrachent souvent les yaourts et le fromage blanc trop indigestes à leur goût. Il est donc préférable d'attendre le 10e ou 11e mois, voire le premier anniversaire, avant de faire goûter ces aliments en petite quantité.

Le sel et l'iode

On ne devrait pas saler les aliments pendant la première année. Une alimentation trop salée peut provoquer des troubles chez le nourrisson : fièvre, œdèmes, surcharges du métabolisme et des reins.

L'industrie ajoute souvent du sel iodé à l'alimentation des nourrissons.

On ajoute du sel de table iodé à presque tous les aliments industriels pour nourrissons. À raison de cinq repas par jour, la dose journalière d'iode souhaitée est vite dépassée ! Les enfants sensibles peuvent réagir par une grande nervosité ou une hyperactivité. À la longue, une trop grande consommation de sel iodé peut provoquer des troubles de santé, comme une hypersécrétion de la glande thyroïde ou une irritabilité.

Assez répandues, les carences en iode ne sont pas dues (comme on pourrait le croire) à une consommation insuffisante de cet élément mais à une alimentation de mauvaise qualité et à un excès de protéines animales. Les végétariens, qui se nourrissent d'aliments complets, souffrent plus rarement de maladies thyroïdiennes que les non-végétariens. Il ne faut pas non plus faire manger du poisson de mer à un enfant de moins de 1 an, sous prétexte de lui apporter de l'iode : cet aliment est allergène et bien trop riche en protéines.

Les laits infantiles et les petits pots de l'industrie

Le sucre

Beaucoup d'enfants ont, dès l'apparition des premières dents de lait, des problèmes de dents chroniques, dus aux additifs sucrés contenus dans les aliments pour nourrissons. Bien que ce phénomène soit reconnu depuis plusieurs années, on trouve encore du sucre dans certains aliments pour bébés.

Sans sucre ajouté

La mention « sans sucre ajouté » figure sur de nombreux petits pots pour bébés. Elle signifie qu'il n'y a pas eu d'adjonction de sucre proprement dit, mais ne garantit pas la présence d'autres ingrédients naturellement riches en sucre. Certains petits pots contiennent, par exemple, du jus de pomme concentré afin de leur donner une saveur sucrée. C'est certes préférable à la présence de sucre industriel, mais peut conduire à une teneur de l'aliment en glucides simples relativement élevée.

Lisez bien l'étiquette avant d'acheter.

Lait, sucre, miel, sirop, jus concentré, huile végétale, sel, épices.

▶ L'ordre des ingrédients correspond aux proportions : les premiers ingrédients de la liste sont présents en quantité plus importante que les derniers.
▶ Choisissez des petits pots contenant un petit nombre d'ingrédients.
▶ Souvent, on trouve dans les pots du sel, des épices, du lait (crème, protéines du lait), des légumes très peu digestes, etc. Ces éléments, en particulier les protéines de lait, n'ont pas leur place dans l'alimentation d'un enfant de moins de 1 an.

> **Lait, sucre, miel, sirop, jus concentré, huile végétale, sel, épices.**
> ▶ L'ordre des ingrédients correspond aux proportions : les premiers ingrédients de la liste sont présents en quantité plus importante que les derniers.
> ▶ Choisissez des petits pots contenant un petit nombre d'ingrédients.
> ▶ Souvent, on trouve dans les pots du sel, des épices, du lait (crème, protéines du lait), des légumes très peu digestes, etc. Ces éléments, en particulier les protéines de lait, n'ont pas leur place dans l'alimentation d'un enfant de moins de 1 an.

Addition de vitamines dans les bouillies

Depuis le 1er avril 1999, les normes européennes mentionnées plus haut exigent que les aliments pour nourrissons contiennent une quantité donnée de vitamines et de minéraux. Les taux sont si élevés qu'il est difficile de les atteindre en partant de denrées naturelles. D'après cette réglementation, une bouillie de céréales doit contenir 100 microgrammes de vitamine B 1 pour 100 kilocalories. Hormis l'avoine, aucune céréale ne permet d'atteindre ce chiffre. Les industriels sont donc dans l'obligation d'ajouter cette vitamine. Les aliments subissent en effet souvent de telles transformations qu'ils perdent une bonne partie de leurs nutriments essentiels et doivent ensuite être enrichis avec des substances de synthèse.

Les fabricants d'aliments biologiques pour nourrissons, qui souhaitent vendre des produits sans addi-

Les laits infantiles et les petits pots de l'industrie

tifs, ne pourront les commercialiser que sous l'appellation « pour jeunes enfants » ou « pour enfants », puisque seuls les produits enrichis ont le droit de porter la mention « pour nourrissons ».

Par principe, nous déconseillons les petits pots. Les bouillies fraîchement préparées sont tellement meilleures pour la santé que les petits pots réchauffés, dénaturés, souvent trop sucrés ou trop salés ! En outre, faire apprécier à un bébé la saveur de chacun des aliments (bien supérieure à celle des petits pots et bouillies toutes faites) est déjà une éducation du goût. L'enfant nourri avec des aliments industriels risque de devenir un adulte conditionné, qui n'aimera ni les fruits, ni les légumes frais, dont la consistance inhabituelle et le goût - pourtant naturel - le surprendront.

Préférez les repas frais aux petits pots : ils sont meilleurs à la santé !

Si vous donnez de temps à autre un petit pot à votre enfant, regardez ce qu'il contient et tenez compte des conseils donnés ci-dessus. Dans la mesure du possible, un repas doit toujours comprendre une part d'aliments fraîchement préparés : l'avenir de votre enfant est entre vos mains, donnez-lui de bonnes bases pour un développement sain et harmonieux.

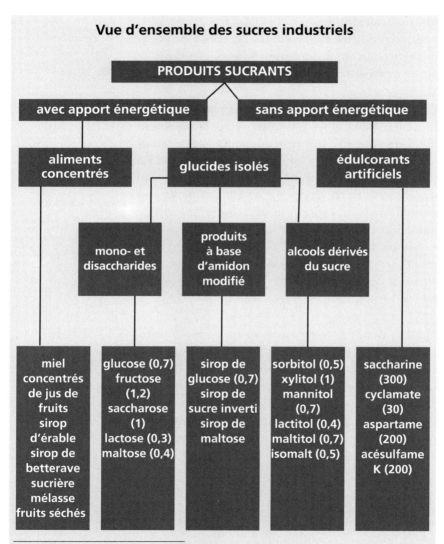

* NdE. Les nombres entre parenthèses indiquent le pouvoir sucrant comparé à celui du sucre blanc (saccharose).

Les laits infantiles et les petits pots de l'industrie

Aliments divers pour enfants

Pour les enfants plus âgés, l'industrie fabrique une kyrielle de produits de toutes sortes, prétendument adaptés aux besoins des enfants. Malgré leur prix élevé, la plupart d'entre eux correspondent tout juste aux normes diététiques. Ils ont subi de nombreuses transformations, sont souvent trop salés, et l'enfant n'a même pas besoin de les mâcher. En outre, ils contiennent trop peu de légumes et d'énergie et ne rassasient pas (par contre, ils font grossir).

Les emballages de ces aliments « pour enfants » sont souvent conçus dans le but de séduire l'enfant avec des personnages de contes ou de bandes dessinées, sous forme d'autocollants ou d'images à collectionner.

Par ailleurs, les slogans publicitaires se chargent de convaincre les parents que ces produits sont bons pour la santé de leurs enfants : « Une portion de lait supplémentaire », « Contient le calcium si précieux pour les enfants », « Avec des vitamines essentielles »... À la longue, même les parents les plus sceptiques ont du mal à résister, surtout si leurs enfants réclament avec insistance tel ou tel produit. Près de 50 % des parents achètent ce type d'aliments et 40 % sont encore victimes de l'illusion que cette nourriture industrielle est particulièrement saine pour leur enfant.

Des aliments pour enfant, sans intérêt, voire mauvais pour la santé.

D'un point de vue diététique, ces yaourts pour enfants, ces barres aux céréales et au lait - de mauvaise qualité bien que spécialement élaborés pour les enfants – sont tout sauf des aliments sains !

Les yaourts aux fruits pour enfants contiennent en moyenne l'équivalent de huit morceaux de sucre, tout comme les yaourts « pour adultes ». Les principaux ingrédients des crèmes à la noisette sont le sucre et les matières grasses, mais pas les noisettes.

Les barres au lait et autres ne conviennent pas comme goûter : elles contiennent bien trop de matières grasses et de sucre, et bien trop peu d'éléments nutritifs de qualité. Ces produits tant vantés par la publicité sont une absurdité. Si vous pensez que votre enfant a besoin « d'une portion de lait supplémentaire », donnez-lui un bon verre de lait d'amandes frais. Et puis une compote de fruits, ou des fruits et légumes crus, représentent un délicieux goûter, bien meilleur pour la santé.

Le lait d'amandes est une « portion de lait supplémentaire ».

Allergies et infections des enfants : les infections sont-elles utiles ?

Nombreux sont les problèmes de santé d'origine alimentaire. Certains enfants sont prédisposés, de par leur terrain, à des maladies particulières. Différents facteurs peuvent entrer en ligne de compte dans le déclenchement d'une de ces maladies.

> **Risques d'allergie**
>
> Sont atteints par une allergie :
> 5 à 15 % des enfants dont les parents n'ont pas d'allergie ;
> 25 à 35 % des enfants dont un frère ou une sœur souffre d'allergie ;
> 20 à 40 % des enfants dont l'un des parents souffre d'allergie ;
> 40 à 60 % d'enfants lorsque les deux parents sont touchés ;
> 50 à 70 % des enfants dont les deux parents souffrent de la même allergie.

Notre système immunitaire agit comme un « cordon de police » à l'intérieur duquel les différents « policiers » assument chacun un rôle spécifique : contrer l'ennemi, le tuer ou se débarrasser du corps. On compte parmi ces ennemis les virus, les bactéries et les moisissures, mais aussi les produits toxiques ingérés lors des repas. Fort d'une expérience de plusieurs millénaires, le système immunitaire de l'être humain sait parfaitement bien faire la différence entre les aliments toxiques pour l'organisme et les autres.

Si l'un des parents souffre d'allergie, le risque pour l'enfant augmente.

Chaque être humain se trouve tous les jours exposé à des quantités de germes, présents dans l'air qu'il respire, la nourriture qu'il consomme, et le sol qu'il foule. Face aux agents pathogènes relativement inoffensifs, le système immunitaire réagit « calmement », et en vient à bout sans grand effort. Confronté à des agents plus virulents, le cordon de police prend des mesures plus drastiques. Le corps malade se trouve mis au repos forcé : épuisé, il va se coucher. Si cela ne suffit pas, le métabolisme s'accélère et la température du corps augmente. Cette fièvre est le signe que le système immunitaire doit travailler vite pour éliminer les agents pathogènes. C'est la raison pour laquelle la fièvre ne doit être combattue que dans les situations critiques (température très élevée, risque de convulsions).

L'intestin réagit à la présence d'une grande quantité de germes nocifs par la diarrhée, sorte de « lavage intestinal » qui vise à le débarrasser des substances toxiques. Ces réactions de défense de notre corps sont saines, il faut les encourager au lieu de les contrecarrer.

La prise de médicaments en cas de fièvre ou de diarrhée paralyse le système immunitaire et l'empêche de remplir correctement ses fonctions. Les substances toxiques produites par les germes restent alors dans le corps et occasionnent des dégâts : le système immunitaire est affaibli.

Allergies et infections des enfants : les infections sont-elles utiles ?

Le surmenage du système immunitaire

- Quand l'enfant n'est pas allaité mais nourri avec des aliments étrangers à l'organisme.
- En cas de répression des réactions de défense, pourtant très saines, comme la fièvre et la diarrhée.
- Si une mauvaise alimentation entraîne des perturbations du métabolisme.
- Si la mère se nourrit mal pendant la grossesse.
- À cause des poisons de notre environnement : résidus de pesticides dans les aliments, métaux lourds, formaldéhyde dans les meubles, les tapis, produits toxiques dans les textiles, la literie, résidus de lessive et d'assouplissant, gaz d'échappement, gaz industriels, fumée de cigarette, etc.
- Du fait de certains états psychiques, d'un mauvais climat familial, du stress.
- En cas de traitements médicamenteux ou antibiotiques répétés.
- Si les vaccinations ont été trop précoces et trop fréquentes.
- En cas d'infections à répétition par des agents pathogènes virulents.
- Si l'organisme doit subir des nuisances géobiologiques ;
- Sur un terrain génétiquement prédisposé.

Si l'on simplifie les choses, notre système immunitaire peut être comparé à un lac artificiel alimenté par plusieurs sources. Chacune de ces sources peut être un facteur de surcharge pour le système immunitaire : mauvaise alimentation, médicaments forts, poisons de notre environnement etc. Le

Le système immunitaire du nourrisson n'est pas encore complètement opérationnel.

mécanisme régulateur peut s'adapter à la surcharge, en ouvrant ou en fermant ses vannes, à une condition : qu'il y ait toujours un certain équilibre entre l'afflux de substances nocives et la capacité de les éliminer par les vannes !

Chez le nouveau-né, le système immunitaire est, pour ainsi dire, un lac encore vide qui se remplira lentement et progressivement au fil du temps, sans dépasser un niveau génétiquement déterminé. C'est ainsi que le système immunitaire du nouveau-né se forme progressivement, et qu'un équilibre s'établit entre les substances étrangères ingurgitées et les substances indésirables éliminées. Tant que cet équilibre est respecté, le système immunitaire est en mesure de différencier les substances inoffensives pour l'organisme de celles qui lui sont nocives.

En revanche, si la charge dépasse le niveau normal (c'est le cas lorsque divers facteurs s'ajoutent : pollution, mauvaise alimentation, etc.), le lac artificiel déborde ou, plus exactement, le système immunitaire s'effondre.

Plus l'afflux est important, c'est-à-dire plus les facteurs de surcharge sont nombreux, plus le danger de débordement ou d'effondrement est grand. S'il déborde, des allergies se déclenchent, s'il s'effondre, une maladie cancéreuse peut se déclarer. Certes, des cellules cancéreuses se forment tous les jours dans notre organisme, mais un système immunitaire intact est en mesure de les éliminer.

Allergies et infections des enfants : les infections sont-elles utiles ?

S'il y a réaction allergique, c'est que le système immunitaire – bien qu'ayant réagi promptement – a raté sa cible parce que les « policiers » ont pris un harpon pour tuer de tout petits poissons. Ces petits poissons, considérés jusque-là comme inoffensifs, deviennent l'ennemi numéro un et souvent se multiplient si la surcharge perdure. De plus en plus d'« ennemis du lac » apparaissent, notamment certaines graminées, le pollen des fleurs, ou certains éléments constitutifs d'aliments tels que la pomme ou la tomate.

Réaction classique du système immunitaire à ces substances au départ inoffensives : les rougeurs de la peau et des muqueuses, les boursouflures et les démangeaisons. Notons qu'il existe des symptômes plus atypiques des allergies : les maux de tête, les migraines, les douleurs abdominales, les ballonnements, la constipation, la diarrhée, l'hyperactivité, une fatigue constante, la dépression, la sudation sans raison apparente. Autres signes possibles d'allergie ou d'intolérance : le rhume, les difficultés respiratoires, la bronchite, l'asthme, les otites, les sinus bouchés, notamment lorsque ces symptômes deviennent chroniques.

Dès la naissance, le système immunitaire doit être formé et renforcé par des moyens adéquats. Lors des manifestations infectieuses aiguës, dont font partie les maladies infantiles classiques (rougeole, oreillons, rubéole, varicelle etc.), il est nécessaire d'accompagner les processus de guérison au lieu de les contrecarrer. Allaiter dès la naissance, c'est jeter les bases de la construction d'un système immunitaire intact. Si de surcroît on épargne à l'enfant la fumée de cigarette, la nourriture industrielle et les pollutions multiples, on augmente encore ses chances de ne pas tomber malade dans la première année de sa vie.

Les infections ont-elles une fonction à remplir ?
Les petites infections bénignes, relativement courantes, constituent une stimulation positive pour les nourrissons et enfants en bas âge : l'organisme s'arme progressivement contre les maladies plus graves, qu'il sera mieux en mesure d'affronter.

Comment l'enfant réagit-il aux infections ?

▶ Votre enfant réagit-il mal aux petites infections et aux germes pathogènes relativement bénins, en faisant des bronchites, des otites, des affections pulmonaires, des diarrhées qui se prolongent… ? Ou surmonte-t-il aisément la plupart de ces maladies ?

▶ Comment se comporte-t-il lorsqu'il est malade ? Est-il ramolli, abattu, fatigué et a-t-il besoin d'une longue convalescence ? Ou reste-t-il assez alerte malgré sa maladie ?

À la naissance, le système immunitaire n'est pas encore mature et seul le lait maternel a le pouvoir d'immuniser l'enfant. En fournissant les doses idéales d'anticorps et en stimulant la formation d'une flore intestinale saine, le lait maternel constitue la meilleure garantie contre les allergies. L'alimentation de l'enfant dans la première année joue un rôle décisif pour la formation de son sys-

Allergies et infections des enfants : les infections sont-elles utiles ?

tème immunitaire. Après la période d'allaitement, une nourriture équilibrée, à base d'aliments complets, développe et renforce le pouvoir défensif de l'organisme, tandis qu'une alimentation dénaturée et peu diversifiée entrave la formation du système immunitaire. Pour un organisme sainement nourri, venir à bout des infections devient alors un «jeu d'enfant».

Si votre enfant est malade et perd l'appétit, sachez que c'est un mécanisme de défense. Ayant mieux à faire que de s'occuper de la digestion, l'organisme préfère ménager ses forces pour lutter contre les agents pathogènes.

Ne cherchez pas à combattre la fièvre de votre enfant, elle a des vertus thérapeutiques. Grâce à elle, les déchets du métabolisme seront évacués plus rapidement et les germes pathogènes plus vite détruits. Mieux vaut un enfant fiévreux et alité, qu'un enfant malade mais en pleine activité parce qu'on a fait tomber sa fièvre avec des médicaments! La fièvre n'est que le symptôme de la maladie, la combattre systématiquement revient seulement à supprimer la partie visible de l'iceberg.

La fièvre a des vertus thérapeutiques.

Pendant et après la fièvre, veillez à ce que l'enfant boive beaucoup : les déchets du métabolisme et les substances toxiques n'en seront que plus rapidement éliminés par la peau et les reins.

L'enfant doit beaucoup boire pendant et après la période de fièvre.

Les antibiotiques

Il faut réserver les antibiotiques aux cas graves car ils empêchent la maturation du système immunitaire et tuent les bactéries intestinales si précieuses pour l'organisme. De surcroît, les antibiotiques peuvent entraîner une anémie (carence en fer).

Après un traitement antibiotique, la flore intestinale doit être rééquilibrée par l'apport de ferments lactiques (vendus en pharmacie). Cet apport doit commencer pendant le traitement antibiotique pour se prolonger plusieurs semaines, voire plusieurs mois (dans les cas graves six mois). Malheureusement, la plupart des médecins n'y pensent pas.

Alimentation et prévention des maladies

La protection idéale contre les maladies, dont les bienfaits se prolongent toute la vie, est le lait maternel.

Protection contre les maladies	L'enfant sera protégé de manière optimale contre les maladies : ▶ S'il a bénéficié d'un allaitement complet pendant au moins six mois ; ▶ S'il a été sevré progressivement jusqu'à la fin de la première année ; ▶ Si ses repas ont été préparés avec des légumes de qualité, introduits très progressivement ; ▶ Si ses menus n'ont pas été trop variés ; ▶ S'il a été tenu éloigné de certains éléments particulièrement nocifs (fumée de cigarette par exemple).

Allergies et infections des enfants : les infections sont-elles utiles ?

> **Les aliments allergènes**
>
> Il est primordial d'éviter les aliments allergènes, surtout la première année.
> ▶ Aliments contenant des protéines étrangères à l'organisme :
> lait de vache et produits laitiers,
> œufs (surtout le blanc),
> poisson ;
> ▶ blé ;
> ▶ soja et produits au soja ;
> ▶ noisettes et noix ;
> ▶ agrumes.

Il suffit parfois de consommer une fois un aliment allergène pour que se déclare une intolérance, qui plus tard pourra déclencher une allergie. Il est primordial d'éviter le contact avec les protéines étrangères, plus particulièrement la première année.

Si vous savez que votre enfant est prédisposé aux allergies, il est souhaitable de prendre des précautions dès la grossesse, puis pendant l'allaitement : renoncez aux aliments particulièrement allergènes, notamment lait de vache et œufs, dont vous trouverez la liste chapitre I.

Pour en savoir plus

Sources d'informations sur l'allaitement maternel

– La Leche League France, BP 18, 78620 L'Étang-la-ville, tél. 01 39 58 45 84.
– Action pour l'allaitement, 19, rue de Dalhain, 67200 Strasbourg, tél. 03 88 27 31 72.
– Information pour l'allaitement, 12, avenue de Saxe, 69006 Lyon, fax 04 37 41 10 97.

Livres sur l'allaitement maternel

– *L'art de l'allaitement maternel,* en vente à la Leche League.
– *Le guide de l'allaitement et du sevrage,* éd. Syros/La Découverte, en vente en librairie ou à Action pour l'allaitement.

Marques de lait infantile biologique (en vente dans les magasins de produits biologiques)

– Babybio.
– Holle.
– Candia (lait de croissance seulement, à partir de un an).

Dumas Titoulet Imprimeurs - 42004 SAINT-ÉTIENNE
Dépôt légal : avril 2004
N° d'imprimeur : 40379

Imprimé en France